Anaesthesiology and Resuscitation
Anaesthesiologie und Wiederbelebung
Anesthésiologie et Réanimation

67

Editors

Prof. Dr. R. Frey, Mainz · Dr. F. Kern, St. Gallen
Prof. Dr. O. Mayrhofer, Wien

Managing Editor: Prof. Dr. M. Halmágyi, Mainz

D. Kettler

Sauerstoffbedarf und Sauerstoffversorgung des Herzens in Narkose

Mit 24 Abbildungen

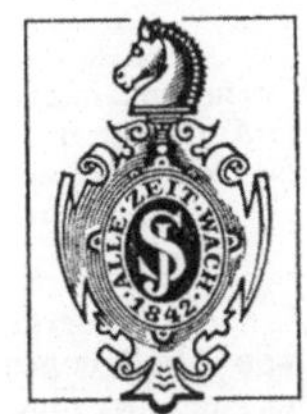

Springer-Verlag Berlin Heidelberg New York 1973

Dr. D. Kettler

Physiologisches Institut der Universität Göttingen, Lehrstuhl Physiologie I
(Direktor: Professor Dr. H. J. Bretschneider)

Habilitationsschrift der Medizinischen Fakultät Göttingen

ISBN-13: 978-3-540-05969-1   e-ISBN-13: 978-3-642-65451-0
DOI: 10.1007/978-3-642-65451-0

Vorwort

Diese Untersuchungen* entstanden in den Jahren 1969–1971 während meiner Tätigkeit am Physiologischen Institut, Lehrstuhl I, der Universität Göttingen. Wissenschaftliche Voraussetzung für diese Arbeit war das von BRETSCHNEIDER u. Mitarb. (1970) erarbeitete neue Konzept eines komplexen hämodynamischen Parameters, das zum ersten Mal eine quantitative Bestimmung des myokardialen Energiebedarfs aus hämodynamischen Einzelgrößen erlaubt.

Meinem verehrten Lehrer, Herrn Professor BRETSCHNEIDER, gebührt für die Anregungen und die wissenschaftliche Förderung meiner Untersuchungen besonderer Dank. Für die Mithilfe bei der Durchführung und Auswertung der Versuche danke ich auch den Kolleginnen und Kollegen unserer Arbeitsgruppe sehr herzlich.

Göttingen, im September 1972   D. KETTLER

* Mit Unterstützung der Deutschen Forschungsgemeinschaft im Rahmen des SFB 89 – Kardiologie – Göttingen.

Inhalt

I. Einleitung 1

II. Der Einfluß der Hämodynamik auf den Sauerstoffverbrauch des Herzens 2

III. Methodik 6

   A. Prämedikation, Narkoseführung und Beatmung 6

   B. Säure-Basen-, Elektrolyt-, Flüssigkeits- und Temperatur-Haushalt 8

   C. Präparation und Katheterisierung 8

   D. Meßapparaturen und Registrierungen 10

   E. Auswertung, Berechnung, Statistik 15

IV. Ergebnisse 18

   A. Korrelation zwischen E_g und konventionell gemessenem O_2-Verbrauch des linken Ventrikels bei den verschiedenen Narkosen 18

   B. Mittelwerte und Standardabweichungen der Mittelwerte von E_g und konventionell gemessenem O_2-Verbrauch des linken Ventrikels unter den untersuchten Narkosen 24

   C. Hämodynamische Größen, die den Energiebedarf der Glieder E_1–E_4 bei den verschiedenen Narkosen bestimmen. Vergleich von E_g und konventionell gemessenem O_2-Verbrauch 25

   D. Übersicht über die Meßgrößen, die in die konventionelle Bestimmung des O_2-Verbrauchs ($\dot{V}_{cor} \times avD$–O_2) des linken Ventrikels bei den einzelnen Narkosen eingehen 30

V. Diskussion 32

   A. Beeinflussung der energieverbrauchenden Prozesse (E_0–E_4) sowie des myokardialen Gesamtenergiebedarfs (E_g) durch verschiedene Narkosen 32

   B. Konsequenzen, die sich aus der Analyse des myokardialen Energiebedarfs bei den einzelnen Narkosen für deren differenzierte Anwendung in der Klinik – insbesonders bei pathologischen Kreislaufverhältnissen – ergeben 39

Inhaltsverzeichnis

VI. Zusammenfassung 45

VII. Summary 47

VIII. Literatur 49

I. Einleitung

Eine Untersuchergruppe der Mayo-Klinik kommt in einem kürzlich vorgetragenen Bericht [70] zu dem Schluß, daß eine Allgemeinnarkose bei Patienten mit einer Infarktanamnese ein 50fach erhöhtes Infarktrisiko (Reinfarkt) im Vergleich zu coronargesunden Patienten mit sich bringt. Diese Beobachtung sowie die zunehmende Zahl chirurgischer Eingriffe an alten Patienten, bei denen oft eine Einschränkung der Coronarreserve vorliegt, läßt es dringlich erscheinen, gezielte experimentelle Untersuchungen über die Herz- und Kreislaufwirksamkeit der verschiedenen Anaesthesieverfahren durchzuführen. Derartige Untersuchungen könnten zu einer differenzierten Anwendung bzw. zu speziellen Indikationen in der Klinik führen.

Von den modernen Anaesthesiemethoden sind besonders die Neuroleptanalgesie, die Ketaminenarkose, die wieder propagierte Narkose mit Morphin bzw. Morphinderivaten sowie neuere halogenierte Inhalationsnarkotica, wie Halothane und Methoxyflurane, zu erwähnen.

Trotz der Bedeutung einer Narkose für kardial geschädigte Patienten liegen nur wenige vergleichende experimentelle Untersuchungen vor, welche die Beeinflussung von Hämodynamik, Sauerstoffversorgung und Sauerstoffbedarf des Herzens durch verschiedene Anaesthesiemethoden zum Inhalt haben. Die von DUDZIAK [22] publizierten Befunde wurden am isolierten Langendorff-Präparat gewonnen und sind deshalb nicht ohne weiteres auf klinische Verhältnisse übertragbar. Mit unseren Untersuchungen vergleichbare Experimente wurden von EBERLEIN [23] durchgeführt. Dabei wurden jedoch die NLA, Piritramid-, Methoxyflurane- und Ketamine-Narkose nicht untersucht. Eine Analyse der einzelnen Komponenten des myokardialen Energiebedarfs war seinerzeit noch nicht möglich.

Thema der vorliegenden Arbeit ist es, den Sauerstoffverbrauch des linken Ventrikels bei Äther-, N_2O-, Halothane-, Methoxyflurane-, Ketamine- und Piritramidnarkose sowie bei der Neuroleptanalgesie unter möglichst kliniknahen experimentellen Bedingungen zu untersuchen.

Neben der konventionellen Messung des Sauerstoffverbrauchs wird mit Hilfe eines neuen komplexen hämodynamischen Parameters (BRETSCHNEIDER u. Mitarb., 1970) der Gesamtenergiebedarf in die verschiedenen energieverbrauchenden „Anteile" der Herztätigkeit differenziert.

Aus den erhobenen experimentellen Befunden werden Rückschlüsse für die klinische Anwendung der Narkoseverfahren unter Berücksichtigung pathologischer Herz-Kreislauf-Verhältnisse gezogen.

II. Der Einfluß der Hämodynamik auf den Sauerstoffverbrauch des Herzens

Die quantitative Beziehung zwischen Hämodynamik und dem Energiebedarf des Herzens ist seit FRANKS Untersuchungen zur Herz- und Kreislaufmechanik [28] Thema zahlreicher Publikationen. ROHDE [52] fand am isolierten Herzen eine gute Korrelation zwischen dem Produkt von Aortendruck und Herzfrequenz und dem myokardialen O_2-Verbrauch. FEINBERG u. Mitarb. [26] kamen später zu einem ähnlichen Ergebnis. STARLING [69] vermutete dagegen, daß der vom enddiastolischen Volumen abhängigen enddiastolischen Faserdehnung die Hauptbedeutung zukommt. EVANS u. MATSUOKA [25] beobachteten, daß bei gleicher Herzarbeit eine Druckerhöhung den O_2-Verbrauch des Herzens weit mehr steigert als eine Zunahme des Schlagvolumens. SARNOFF u. Mitarb. [54] kamen zu dem Ergebnis, daß eine enge Beziehung zwischen dem O_2-Verbrauch und der Fläche unter dem systolischen Anteil der Ventrikelkurve, multipliziert mit der Herzfrequenz, besteht. Dieser Parameter hat als Tension-Time-Index (TTI) weite Verbreitung gefunden. Der TTI wurde von BRETSCHNEIDER [9] in Form des Produkts „mittlerer systolischer Druck $\times \sqrt{\text{Herzfrequenz}}$" später für die klinische Anwendung modifiziert.

In Anlehnung an Untersuchungen, die von HILL [34] am Skelettmuskel durchgeführt wurden, hat die Arbeitsgruppe um BRAUNWALD und SONNENBLICK [17, 30, 61] im Rahmen von Contractilitätsuntersuchungen die Bedeutung der lastabhängigen Verkürzungsgeschwindigkeit (Force-Velocity-Relation) für den myokardialen O_2-Verbrauch herausgestellt. Die Bedeutung der Spannungsentwicklung für den Sauerstoffverbrauch wird auch von anderen Autoren [47, 48, 49] hervorgehoben. In ähnliche Richtung geht die von KREBS [40] geäußerte Feststellung, daß die Contractionsgeschwindigkeit (dp/dt) des Ventrikels die wesentlichste Determinante für den Sauerstoffbedarf ist. In neueren Übersichtsarbeiten haben BRAUNWALD [7, 8] sowie SONNENBLICK u. Mitarb. [62, 63] die den O_2-Verbrauch determinierenden Faktoren zusammengefaßt. Danach sind die myokardiale Wandspannung, der contractile Zustand des Herzens und die Herzfrequenz [35, 44, 63] von großem Einfluß; der Basalstoffwechsel [1, 4], die Aktivierungsprozesse [39] und auch die äußere Herzarbeit [18, 20, 21] sollen dagegen eine verhältnismäßig geringe Rolle spielen. Der Nachteil aller beschriebenen hämodynamischen Parameter zur Abschätzung des Sauerstoffbedarfs des Herzens besteht darin, daß sie nur für einen bestimmten Arbeitsbereich des Herzens gelten bzw. nur einen Teil der energieverbrauchenden Prozesse berücksichtigen. Mit ihrer Hilfe sind daher lediglich Änderungen des Sauerstoffverbrauchs unter relativ normalen, nicht zu stark variierenden hämodynamischen Verhältnissen zu erfassen. Eine quantitative, absolute Aussage ist nicht möglich. Weiterhin ist eine Quantifizierung der einzelnen sauerstoffverbrauchenden Prozesse im Rahmen des Gesamtenergiebedarfs des Herzens bisher nicht durchführbar.

BRETSCHNEIDER u. Mitarb. [11] haben deshalb einen neuen physiologischen komplexen hämodynamischen Parameter zur Bestimmung des myokardialen Sauerstoffverbrauchs entwickelt, der in additiver Weise alle wichtigen an der Herztätigkeit teilhabenden energieverbrauchenden Prozesse einschließt.

Das neue Konzept dieses hämodynamischen Parameters unterscheidet sich von den bisherigen Parametern in folgenden Punkten:

1. Der Gesamtparameter besteht aus 5 additiven, weitgehend voneinander unabhängig variierenden Gliedern.

2. Jedes der Glieder E_0–E_4 entspricht energetisch einem gut zu definierenden Teil der Herztätigkeit.

3. An die Stelle der äußeren oder inneren Herzarbeit sind die Glieder E_2 (Energiebedarf der Haltebetätigung) und E_3 (Energiebedarf der Spannungsentwicklung) sowie E_4 (Energiebedarf der Inaktivierung des contractilen Systems) gesetzt.

Der Gesamtausdruck dieses komplexen Parameters stellt sich wie folgt dar (Abb. 1).

Der Gesamtenergiebedarf (E_g) entspricht dem Sauerstoffbedarf und setzt sich additiv aus den 5 Gliedern zusammen.

E_0 = Ruhe-O_2-Verbrauch in Normothermie (nach BONHOEFFER 0,7 ml O_2/min · 100 g) [4].

E_1 = O_2-Verbrauch der elektrophysiologischen Prozesse.

E_2 = O_2-Verbrauch der Haltebetätigung während der Auswurfphase.

E_3 = O_2-Verbrauch der Spannungsentwicklung während der isometrischen Anspannungsphase.

E_4 = O_2-Verbrauch für die Inaktivierung des contractilen Systems während der Erschlaffungsphase.

Die Bedeutung der Symbole für die hämodynamischen Einzelgrößen können der Abbildung 1 entnommen werden.

Durch Einführen der empirisch gefundenen Konstanten K_1–K_2–K_3–K_4 ergibt sich aus jedem Glied ein O_2-Verbrauch in ml O_2/min · 100 g. Dadurch ist für jeden Zustand der Herztätigkeit eine quantitative Analyse der einzelnen energieverbrauchenden Prozesse möglich. Hinsichtlich der physikalisch-mathematischen Ableitung des Parameters wird auf die entsprechenden Publikationen [12, 14, 15] verwiesen.

1*

$$E_g = E_0 + E_1 + E_2 + E_3 + E_4 \ [\text{ml } O_2/\text{min} \cdot 100 \text{ g}]$$
$$E_0 = k_0 \ (k_0 = 0{,}7)$$
$$E_1 = t_{syst} \cdot n \cdot k_1 \ (k_1 = 0{,}3 \cdot 10^{-1})$$
$$E_2 = P_{syst} \cdot \sqrt[2]{ESV/100 \text{ g}} \cdot t_{Ausw} \cdot n \cdot k_2 \ (k_2 = 2{,}0 \cdot 10^{-4})$$
$$E_3 = dp/dt \text{ max} \cdot n \cdot k_3 \ (k_3 = 1{,}2 \cdot 10^{-5})$$
$$E_4 = d^2p/dt^2 \text{ max} \cdot n \cdot k_4 \ (k_4 = 0{,}1 \cdot 10^{-7})$$

Abb. 1. Übersicht über den komplexen hämodynamischen Parameter zur Bestimmung des myokardialen O_2-Verbrauchs.

E_g = Gesamtsauerstoffverbrauch des linken Ventrikels;
E_0 = Ruhe-O_2-Verbrauch in Normothermie;
E_1 = Sauerstoffverbrauch der elektrophysiologischen Prozesse;
E_2 = Sauerstoffverbrauch der Haltebetätigung während der Auswurfphase;
E_3 = Sauerstoffverbrauch der Spannungsentwicklung während der isometrischen Anspannungsphase;
E_4 = Sauerstoffverbrauch für die Inaktivierung des contractilen Systems während der Erschlaffungspause.

n = Herzfrequenz; t_{syst} = Systolendauer; t_{Ausw} = Auswurfzeit; P_{syst} = maximaler systolischer Druck; ESV/100 g = endsystolisches Volumen pro 100 g linker Ventrikel; dp/dt_{max} = maximale Druckanstiegsgeschwindigkeit; d^2p/dt^2_{max} = maximale Druckanstiegsbeschleunigung; k_0 bis k_4 = experimentell bestimmte Konstanten

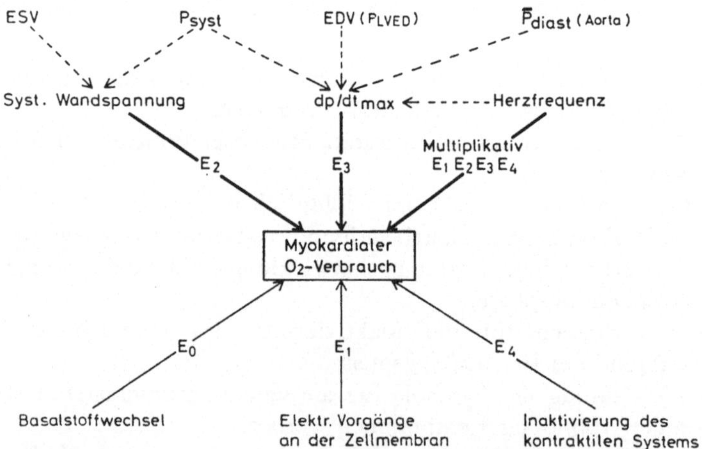

Abb. 2. Schematische Darstellung der aus dem hämodynamischen Parameter abgeleiteten Faktoren, die den myokardialen O_2-Verbrauch beeinflussen. Untere Reihe: Faktoren mit geringem Einfluß; Zweite Reihe von oben: Faktoren mit starkem Einfluß; Gestrichelte Linien: Einfluß verschiedener hämodynamischer Größen auf die Parameterglieder E_2 und E_3; Die Symbole E_0, E_1, E_2, E_3, E_4 beziehen sich auf die 5 Glieder des hämodynamischen Parameters (s. Abb. 1)

Unter Zugrundelegung der in dem neuen komplexen Parameter abgeleiteten sauerstoffverbrauchenden Arbeitsprozesse zeigt das Schema (Abb. 2), auf welche Weise die einzelnen hämodynamischen Größen den O_2-Verbrauch des Myokards beeinflussen.

In der unteren Reihe sind die in den Parametergliedern E_0, E_1, E_4 berücksichtigten Determinanten mit geringer Bedeutung für den Sauerstoffbedarf aufgeführt. Dazu gehören der Basalstoffwechsel, die elektrophysiologischen Prozesse und die Inaktivierung des contractilen Apparats. Die zweite Reihe von oben stellt die Faktoren mit hohem myokardialem Energiebedarf dar: 1. die systolische Wandspannung (E_2), 2. die isometrische Spannungsentwicklung (E_3) und 3. die multiplikativ in die Glieder E_1, E_2, E_3 und E_4 eingehende Herzfrequenz. Die gestrichelten Linien geben den Einfluß verschiedener hämodynamischer Größen auf die wichtigen Parameterglieder E_2 und E_3 wieder.

Das endsystolische Volumen (ESV) und der maximale systolische Druck bestimmen die systolische Wandspannung. In den Faktor dp/dt_{max} (maximale Druckanstiegsgeschwindigkeit im linken Ventrikel) gehen neben dem inotropen Zustand des Myokards das enddiastolische Volumen (EDV) als „Preload", das „Afterload" (Aortendruck) und weiterhin die Herzfrequenz im Sinne der „Frequenzinotropie" [6, 44] ein. Schließlich ist noch der positive Einfluß des coronaren Perfusionsdrucks (mittlerer diastolischer Aortendruck) auf die Ausgangsfaserspannung des Myokards als sogenannter Gartenschlaucheffekt [2] zu erwähnen.

III. Methodik

Die Narkoseversuche wurden an 7–9 intakten Bastardhunden von 24–35 kg Gewicht durchgeführt.

A. Prämedikation, Narkoseführung und Beatmung

Nach Prämedikation mit 30 mg Piritramid (Dipidolor, Fa. Janssen GmbH) und 1,0 mg Scopolamin erfolgte die Narkoseeinleitung 30 min später durch intravenöse Injektion von 10 mg/kg eines Thiobarbiturats. Nach endotrachealer Intubation wurden alle Tiere während des gesamten Versuchs mittels eines Engström-Respirators, Modell 200 (Fa. Mivab, Stockholm), mit einem N_2O/O_2-Gemisch (Verhältnis 80%:20%) kontrolliert beatmet (IPPB). Der inspiratorische O_2-Gehalt (20–21 Vol.-%) und der exspiratorische CO_2-Gehalt (5–5,5 Vol.-%) des Beatmungsgemisches wurden mit einem Oxytest-S- bzw. Uras-M-Gerät der Fa. Hartmann und Braun kontinuierlich kontrolliert. Alle Tiere wurden während des ganzen Versuchsprogramms durch Gaben von jeweils 0,1 mg/kg Diallylnortoxiferin (Alloferin, Fa. Hoffmann-La Roche) nach Bedarf relaxiert.

1. Äther. Als Verdampfer diente ein Dräger-Äther-Vapor. Die Ätherkonzentration wurde stufenweise kurzfristig auf 15% gesteigert und lag nach Erreichen einer gleichmäßigen, tiefen Narkose zwischen 4 und 6% inspiratorisch. Bis zum Erreichen eines guten Steady-States war in der Regel eine Narkosedauer von mindestens 1 Std notwendig. Auf eine ausreichend lange Abklingphase der Äthernarkose vor dem Übergang auf das folgende Anaestheticum wurde besonderer Wert gelegt.

2. Methoxyflurane. Methoxyflurane wurde in einem Pentec-Verdampfer (Fa. Cyprane, England) verdampft. Die Anfangskonzentration betrug etwa 1,5% und wurde allmählich auf 0,3–0,5% reduziert. Zur Erreichung eines Steady-States war wie beim Äther eine etwa 1stündige Narkosedauer notwendig. Um Methoxyflurane mit Halothane hinsichtlich der Herz-Kreislaufwirkungen besser vergleichen zu können – beide Narkotica führen zu einem Abfall des arteriellen Druckes – wurden die Konzentrationen bei beiden Anaesthetica so eingestellt, daß ein mittlerer Aortendruck von 85 bis 95 mmHg resultierte. Wegen seiner großen Lipoidlöslichkeit war auch bei der Methoxyfluranenarkose eine längere Abklingphase bis zu 3 Std nötig.

3. Halothane. Als Verdampfer wurde ein Dräger-Halothane-Vapor verwendet. Die anfängliche Konzentration von 1,5–2,5% wurde langsam auf 0,5–1,5% im Steady-State verringert. Dabei wurde ein mittlerer Aortendruck von 85–95 mmHg wie bei Methoxyflurane angesteuert.

Alle Inhalationsnarkotica wurden in ihrer Reihenfolge abwechselnd variiert.

4. Ketamine. Die Untersuchung von Ketamine erfolgte entweder zu Beginn der Versuche oder zwischen den Inhalationsnarkosen. Da Ketamine in der Klinik nicht zur Langzeitnarkose, sondern zur Narkoseeinleitung bzw. für mittellange Eingriffe verwendet wird, haben wir in unseren Experimenten auf die Erzielung eines Steady-States verzichtet. Aus klinischen Untersuchungen ist bekannt [43], daß die typischen Kreislaufveränderungen schon wenige Minuten nach einer intravenösen Ketamineinjektion auftreten. Die Analysen wurden deshalb jeweils 5 min nach Gabe von 5 mg/kg Ketamine i.v. durchgeführt. Auf die nächste Narkose wurde frühestens 1 Std später übergegangen.

5. Neuroleptanalgesie (Dehydrobenzperidol und Fentanyl). Um einen Überhang der beiden bei der NLA verwendeten Pharmaka und damit eine Beeinflussung der anderen Narkosen auszuschließen, wurde die NLA stets am Ende der Versuche untersucht. Die Effekte von Dehydrobenzperidol (0,5 mg/kg i.v.) und Fentanyl (0,02 mg/kg i.v., 5–8 min nach der DHB-Gabe) wurden gesondert nach Einstellung eines Kreislauf-Steady-States (in der Regel 5–10 min nach der Injektion) sowie auch nach einer längeren Narkosedauer geprüft. Dabei betrug die Fentanylerhaltungsdosis 0,02 mg/kg/Std. Zwischen der Messung nach der ersten Fentanylgabe und den späteren Analysen fanden sich keine wesentlichen Unterschiede. Es wird also relativ schnell ein Kreislauf-Steady-State bei der NLA erreicht.

6. Piritramid. Die Piritramid-Narkose (in Verbindung mit Lachgas und Muskelrelaxation) wurde von unserer Arbeitsgruppe zunächst am Hund [38] und in Zusammenarbeit mit HEMPELMANN und Mitarb. [31] sowie ZÖLLER [76] am Menschen erprobt. Wegen der langen Wirkung von Piritramid entstammen diese Meßwerte einem gesonderten Versuchskollektiv, in dem keine weiteren Anaesthetica angewendet wurden. Die Messungen erfolgten im Steady-State. Die Piritramiddosis lag zwischen 0,5 und 1,0 mg/kg/Std.

7. N$_2$O. Grundsätzlich wurden alle Tiere während der Prüfung der verschiedenen Anaesthetica mit einem N$_2$O/O$_2$-Gemisch beatmet. Nach der Ausleitung der vorhergehenden und vor der Einleitung der folgenden Narkose wurden Messungen bei alleiniger N$_2$O-Wirkung durchgeführt.

Die Tiere zeigten dabei einen relativ starken vegetativen Erregungszustand
(Blutdruckanstieg und Tachykardie). Unter Kontrolle der inspiratorischen
O_2-Konzentration des Beatmungsgemisches bzw. der arteriellen O_2-Sätti-
gung wurden maximal mögliche Lachgaskonzentrationen (bis 80%) ange-
strebt.

B. Säure-Basen-, Elektrolyt-, Flüssigkeits- und Temperatur-Haushalt

Zwischen den einzelnen Narkosen erfolgten Analysen des Säure-Basen-
Haushalts mit der Astrup Apparatur unter Verwendung des Siggaard-
Andersen-Nomogramms (Fa. Radiometer, Kopenhagen) und der Elektro-
lyte Natrium, Kalium, Calcium und Chlorid (Flammenphotometer Eppen-
dorf, Chlor-o-counter Marius und Atomabsorptionsspektralphotometer
Perkin-Elmer, 303). Abweichungen von der Norm wurden durch Gaben
von Bikarbonat bzw. entsprechenden Elektrolytlösungen ausgeglichen. Alle
Tiere erhielten während des ganzen Versuchstags Infusionen einer Glucose-
Elektrolytlösung bzw. bei stärkeren Blutverlusten infolge der Analysen oder
Blutungen aus den Präparationswunden nach Bedarf eine Infusion eines
Plasmaersatzmittels (Macrodex 6%ig, Fa. Knoll AG). Ein Temperaturab-
fall unter 36° C, der besonders bei der Methoxyfluranenarkose zu beobach-
ten war, wurde durch Anwendung elektrischer Heizdecken kompensiert.

C. Präparation und Katheterisierung

Folgende Gefäße wurden präpariert: A. und V. brachialis dextra und
sinistra, A. femoralis dextra und sinistra, V. femoralis dextra und V. jugularis dextra. Vor dem Einführen der Katheter erhielten die Tiere 4 mg/kg
Heparin i.v. Nachinjektionen von 2 mg/kg erfolgten in Abständen von
90 min. Die Katheter wurden in folgender Weise eingeführt: über die V.
brachialis sinistra ein Cournand-Herzkatheter Charr. 8 zur Applikation
von Pharmaka und zur Injektion eiskalter Ringerlösung (HZV-Bestim-
mung) in den rechten Vorhof; über die A. brachialis sinistra ein PVC-
Katheter mit Metallköpfchen und seitenständigen Löchern zur Messung
des Aortendrucks in den Aortenbogen; über die V. brachialis dextra ein
Polyäthylenkatheter zur Infusionstherapie in die V. subclavia dextra; über
die A. brachialis dextra ein Ducor-Herzkatheter (Fa. Cordis), „Pig-Tail"-
Katheter Charr. 7, Nr. 523–720 zur Injektion zimmerwarmer Ringerlösung
in den linken Ventrikel bzw. zur Messung des enddiastolischen Druckes;
über die V. femoralis dextra ein Ducor-Herzkatheter Charr. 7, Nr. 523–723
in die A. pulmonalis zur Messung des Pulmonalisdrucks; von der A.
femoralis dextra ein in einem Teflon-Katheter geführtes und an der Spitze
durch ein Metallkörbchen mit Schlitzen geschütztes Kupfer-Konstantan-
Thermoelement von kurzer Ansprechzeit (0,1 sec) vor die Aortenklappe

zur Bestimmung des HZV's bzw. des enddiastolischen und endsystolischen Volumens; ein Katheter zur Entnahme arterieller Blutproben von einem Seitenast der A. femoralis sinistra in die A. iliaca.

Vom Hauptast der A. femoralis sinistra wurde ein Katheter-Tip-Manometer Charr. 5, Nr. 1007 der Fa. Dynasciences Corp. (USA) zur Messung des Ventrikeldrucks sowie dessen 1. und 2. Differentialquotienten in den linken Ventrikel vorgeschoben. Zur Messung der Coronardurchblutung wurde von der V. jugularis dextra ein Druckdifferenzkatheter nach BRETSCHNEIDER [32] in den Sinus coronarius eingeführt. Die exakte Lage aller Katheter wurde mit Hilfe eines Siemens-Bildwandlers überprüft. Anschließend wurden alle Katheter durch Ligaturen peripher fixiert. Der Druckdifferenzkatheter wurde durch Aufblasen einer aufgebundenen Gummimanschette mit Kontrastmittel gegen die Sinuswand abgedichtet und damit auch gleichzeitig fixiert. Einzelheiten über die Technik des Vorgehens sind an anderer Stelle berichtet worden [23, 32]. Abbildung 3 zeigt ein Schema der Versuchsanordnung.

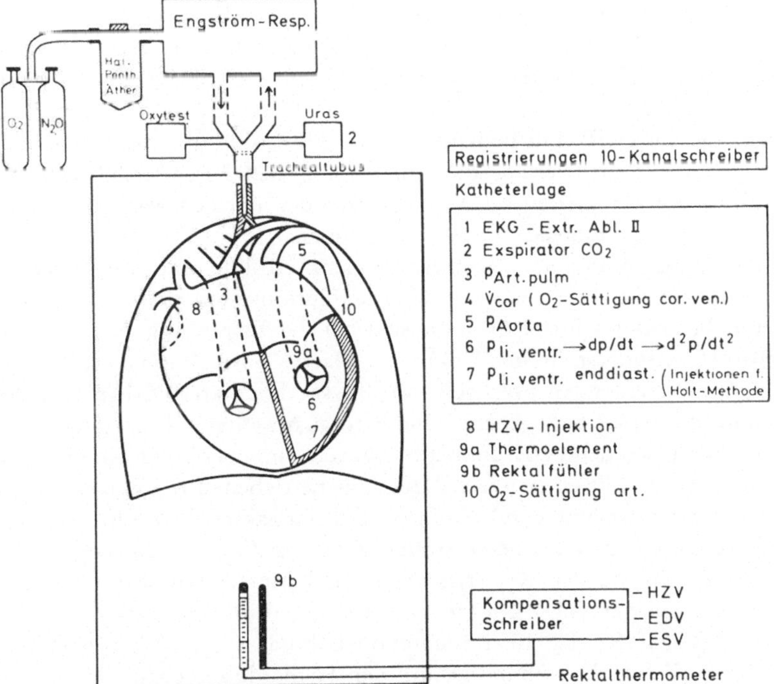

Abb. 3. Schema der Versuchsanordnung. Die Zahlenangaben bezeichnen die einzelnen Registriergrößen (10-Kanalschreiber) bzw. auch die Lage der Katheter in den Herzhöhlen und den Gefäßen (s. Methodik, Teil C, D, u. E)

D. Meßapparaturen und Registrierungen

Die Katheter zur Messung des Pulmonalis-, Aorten- und enddiastolischen Ventrikel-Drucks wurden an Statham-Elemente des Typs P 23 Db angeschlossen und mit Trägerfrequenzbrücken der Fa. Hellige verstärkt. Der vom Tip-Manometer im linken Ventrikel aufgenommene Druck wurde mit einer speziellen Druckmeßbrücke BE 3 der Fa. Dynasciences Corp. verstärkt. Die 1. und 2. Ableitung des Ventrikeldrucks (dp/dt und d^2p/dt^2) erfolgte mittels eines Doppeldifferenziergliedes FN 1367 der Aug. Fischer KG, Göttingen. Das Thermoelement wurde mit einem hochempfindlichen Kompensationsschreiber kurzer Einstellzeit (Mikrograph der Fa. Kipp und Zonen, Typ BD 5) verbunden; die Gegenlötstelle lag im Rectum. Die Rectaltemperatur wurde mit einem Quecksilberthermometer gemessen. Die Coronardurchblutung wurde nach dem an anderer Stelle ausführlich beschriebenen Druckdifferenzverfahren [32] bestimmt. Das EKG (Extremitätenableitung II), der exspiratorische CO_2-Gehalt der Ausatmungsluft, die Coronardurchblutung, die Drucke in der A. pulmonalis, in der Aorta, im linken Ventrikel einschließlich des enddiastolischen Drucks und die 1. und 2. Differenzierung des Ventrikeldrucks wurden simultan auf einem 10-Kanalschreiber der Fa. Hellige registriert. Die Abbildungen 4–7 zeigen jeweils eine Originalregistrierung verschiedener Herz-Kreislaufparameter unter der Einwirkung der einzelnen Narkosen. Die Effekte der Ketaminenarkose sind 5 min nach der Injektion von Ketamine aufgenommen. Die Wirkung von DHB und Fentanyl bei der NLA sind gesondert registriert. Die Fentanyl-Registrierung gibt gleichzeitig den hämodynamischen Zustand bei der kompletten NLA wieder. Bei den übrigen Narkosen handelt es sich um längere Steady-State-Bedingungen.

Die Bestimmung des Herzzeitvolumens erfolgte mit der an anderer Stelle ausführlich beschriebenen Thermodilutionsmethode [66].

Ein besonderes Problem stellte sich bei der Ermittlung des enddiastolischen bzw. endsystolischen Volumens. Nach Konstruktion eines Thermoelements mit einer Ansprechzeit von 0,1 sec konnten mit dem von BING [3] und HOLT [36] angegebenen Indikatorauswaschverfahren gute Ergebnisse erzielt werden. Als Indikator wurde zimmerwarme Ringerlösung verwendet, die mit einer durch Druckluft betriebenen Injektionsmaschine über einen an der Spitze gekrümmten und mit zahlreichen seitenständigen Löchern versehenen Katheter stoßartig in den linken Ventrikel injiziert wurde. Parallel zu den Registrierungen und Messungen wurde eine arterielle und coronarvenöse Blutprobe entnommen und mit einem CO-Oxymeter, Modell 182 (Fa. Instrumentation Laboratory, USA), in einem Arbeitsgang (Dreifachbestimmung) auf den Hämoglobingehalt, die O_2- und CO-Hämoglobinsättigung untersucht. Hinsichtlich des Meßprinzips und der Vorteile des CO-Oxymeters wird auf die einschlägige Literatur verwiesen [45, 46, 71].

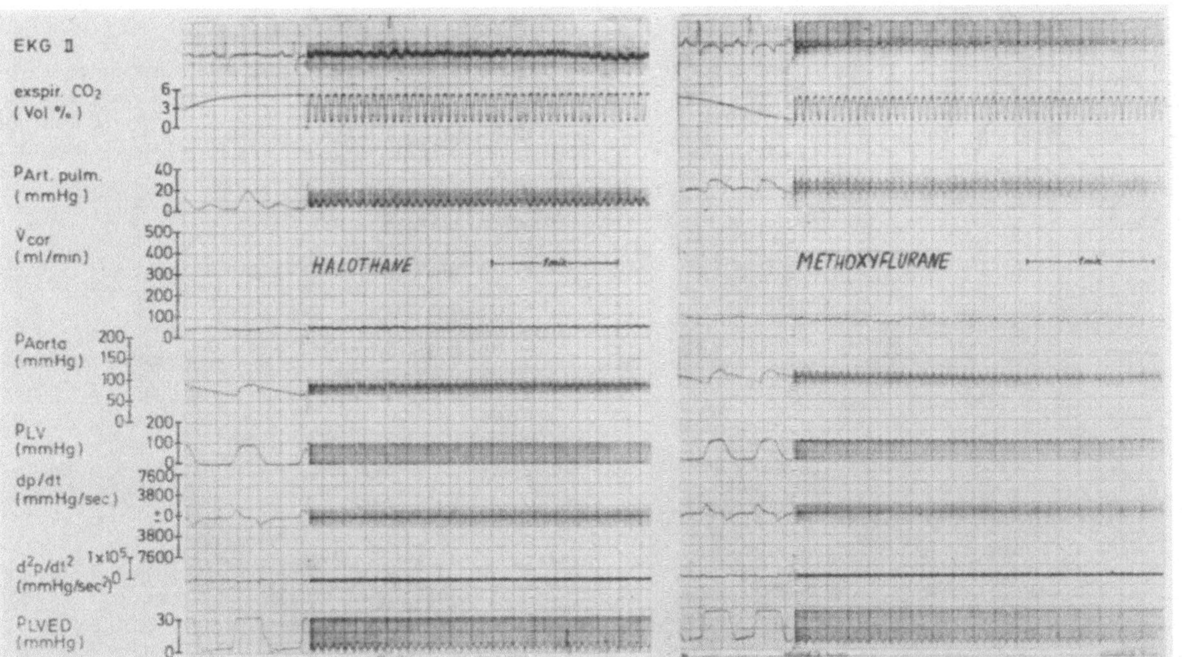

Abb. 4. Originalregistrierungen: Halothane- und Methoxyflurane-Narkose. Von oben nach unten sind folgende Größen registriert: EKG (Extremitätenableitung II), exspiratorischer CO_2-Gehalt, Pulmonalisdruck, Coronardurchblutung, Aortendruck, Druck im linken Ventrikel, Druckanstiegsgeschwindigkeit (dp/dt), Druckanstiegsbeschleunigung (d^2p/dt^2) und enddiastolischer Druck im linken Ventrikel. Bei beiden Narkosen ist ein relativ niedriges Niveau des Aortendrucks und von dp/dt_{max} zu erkennen. Der enddiastolische Ventrikeldruck ist bei Methoxyflurane etwas höher

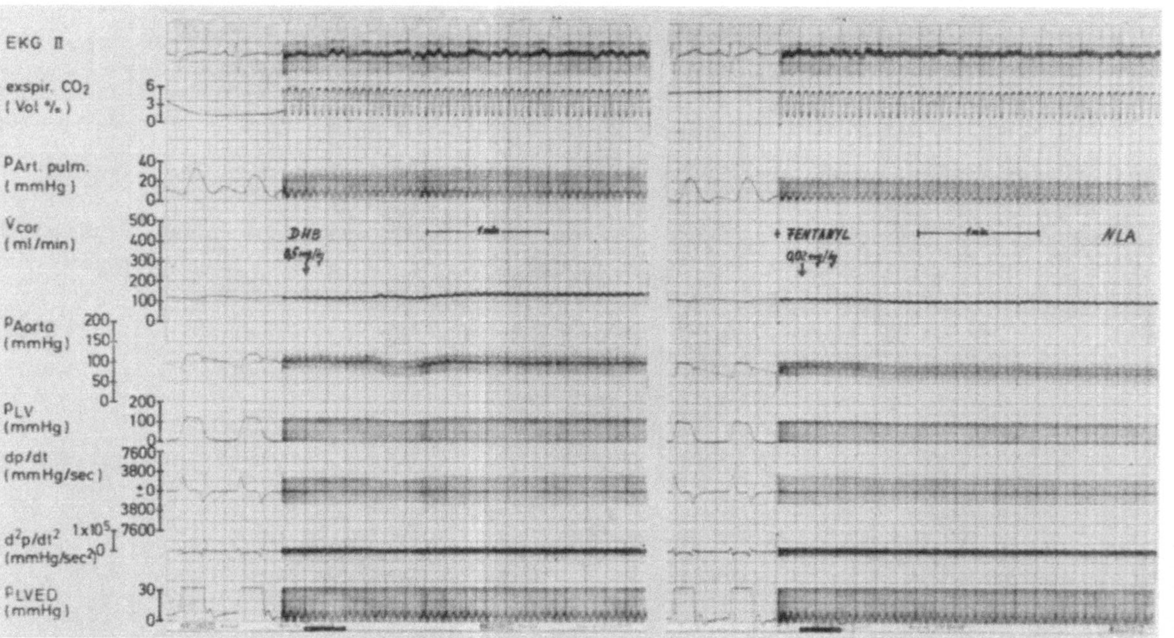

Abb. 5. Originalregistrierungen: NLA: Dehydrobenzperidol (DHB) und Fentanyl. Die Registriergrößen entsprechen der Abbildung 4. Nach Injektion von 0,5 mg/kg DHB fallen der Aortendruck und dp/dt_{max} kurzfristig ab. Bei Vergrößerung der Amplitude normalisiert sich der Aortendruck dann; dp/dt_{max}, die Coronardurchblutung und die Herzfrequenz steigen über die Ausgangswerte an. Die zusätzliche Injektion von 0,02 mg/kg Fentanyl wirkt in gegensätzlicher Richtung, d. h., die durch DHB erzeugten Kreislaufeffekte werden weitgehend aufgehoben

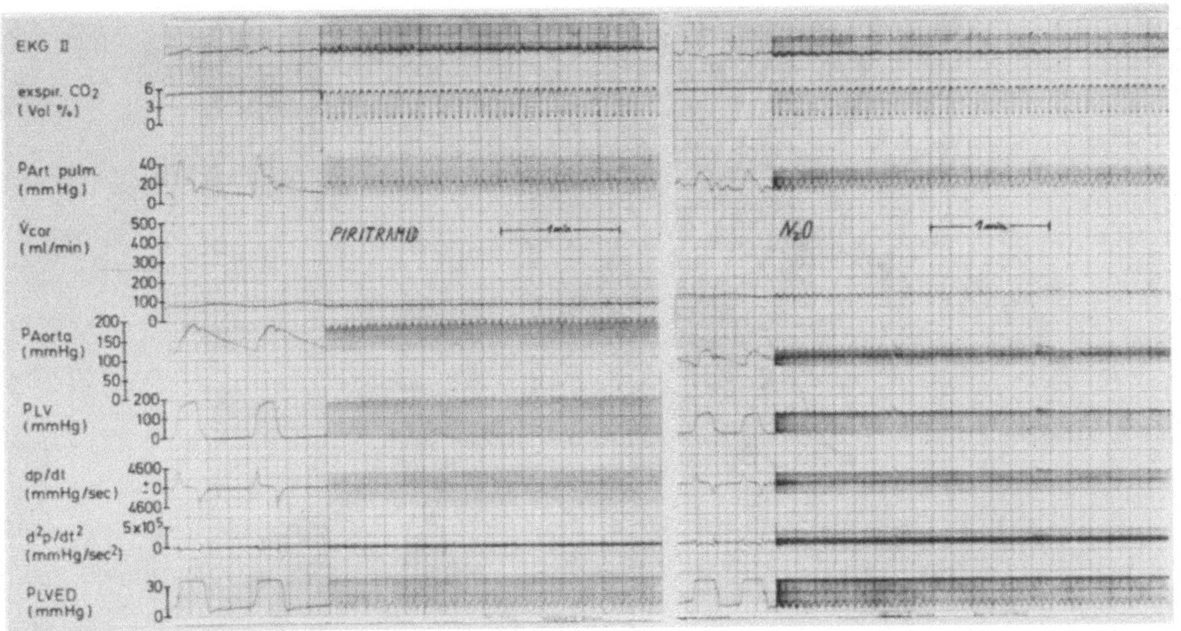

Abb. 6. Originalregistrierungen: Piritramid- und N_2O-Narkose. Die Registriergrößen entsprechen der Abbildung 4. Bei der Piritramidnarkose fallen der hohe Aortendruck und die niedrige Herzfrequenz auf. Trotz Bradykardie ist dp/dt_{max} relativ hoch. Im Gegensatz zu Piritramid bedingt N_2O-„Narkose" eine höhere Herzfrequenz. Aortendruck, dp/dt_{max} und der enddiastolische Ventrikeldruck liegen in einem deutlich tieferen Bereich

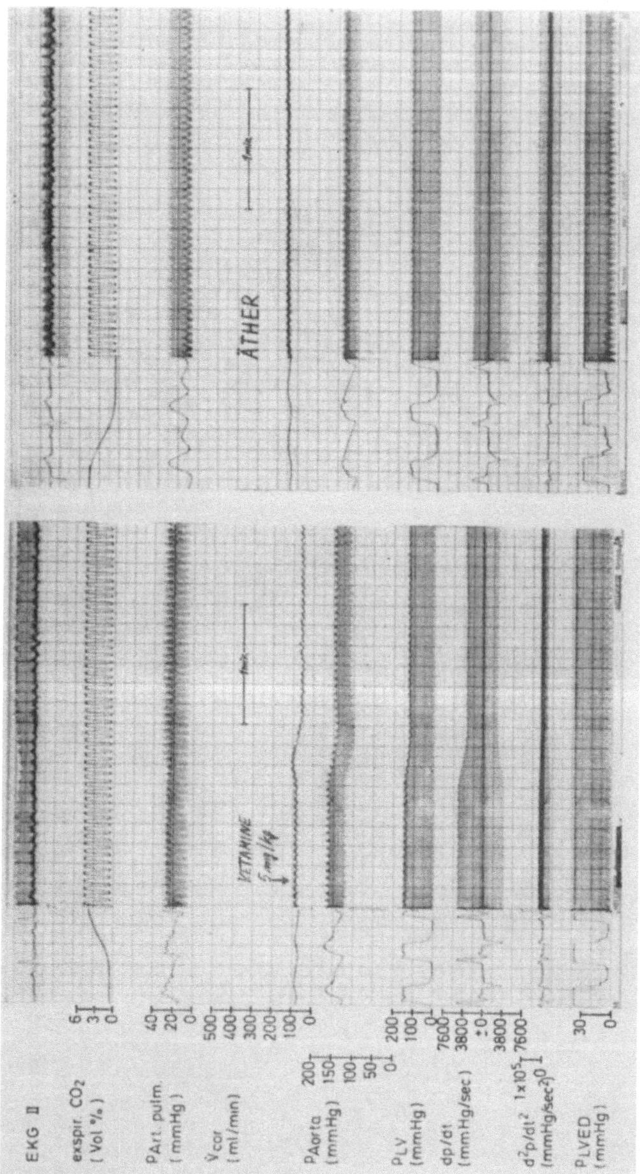

Abb. 7. Originalregistrierungen: Ketamine- und Äthernarkose. Die Registriergrößen entsprechen der Abbildung 4. Nach Injektion von 5 mg/kg Ketamine fallen dp/dt$_{max}$, der Aortendruck und druckpassiv die Coronardurchblutung ab. Im Endteil des kurzen Registrierabschnitts ist eine Tendenz zur Normalisierung des Kreislaufs zu erkennen. In Äthernarkose liegt der Aortendruck in einem mit Ketamine vergleichbaren Bereich. Auffällig ist besonders die relativ hohe Coronardurchblutung in Äthernarkose

E. Auswertungen, Berechnungen, Statistik

Alle Zeit- und Intensitätsgrößen wurden den Originalregistrierungen entnommen. Die Herzfrequenz und die Systolendauer (QT-Dauer) wurden aus dem EKG (Extremitätenableitung II) abgelesen. Die Auswurfdauer wurde in allen Fällen als Zeit zwischen dem Maximum und Minimum von dp/dt ermittelt. Dieser Wert korrelierte gut mit der anhand der Aortenkurve bestimmten Auswurfdauer. Das Gewicht des linken Ventrikels einschließlich Septum wurde nach der Sektion und Präparation des Herzens durch Wägung gewonnen. Dadurch ließen sich Coronardurchblutung, Sauerstoffverbrauch ($\dot{V}_{cor} \cdot avD-O_2$), endsystolisches Volumen und Herzarbeit auf 100 g linker Ventrikel standardisieren. Die Auswertung der HZV-Kurven erfolgte nach dem Verfahren von WARNER u. WOOD [66]. Das Schlagvolumen wurde durch Division des HZV's durch die Herzfrequenz errechnet. Das endsystolische Volumen (ESV) wurde mit Hilfe der von BING u. HOLT [36] angegebenen und für unsere Zwecke umgeformten Formel

$$ESV = \frac{SV}{\dfrac{Cn}{Cn+1} - 1}$$

berechnet.

Dabei steht SV für Schlagvolumen, n entspricht der Numerierung der in den Abbildungen 8 u. 9 erkennbaren aufeinanderfolgenden Stufen und C gibt die jeweilige relative Indikatorkonzentration wieder. Die in Abbildung 8 erkennbare große Stufenbildung entspricht einem suffizienten Herzen mit niedriger Frequenz, die kleinen Stufen in der Abbildung 9 dagegen stammen von einem insuffizienten Herzen mit gleicher Frequenz, jedoch weit kleinerem Schlagvolumen bzw. größerem ESV.

Das enddiastolische Volumen ergibt sich aus dem endsystolischen Volumen zuzüglich des Schlagvolumens. Das ESV/100 g wurde gleichzeitig nach der neuen von BRETSCHNEIDER et al. [13] angegebenen dynamischen Berechnungsmethode ermittelt:

$$ESV/100\,g = \frac{P_{syst}}{\sqrt[2]{dp/dt_{max}}} \cdot K.$$

Zwischen beiden Methoden der Volumenbestimmung fand sich eine gute Korrelation.

Zur Berechnung der verschiedenen Wirkungsgrade wurde die Verdrängungsarbeit ($\overline{P}_{syst} \cdot HZV/100\,g$ linker Ventrikel) über das calorische Energieäquivalent in ml $O_2/min \cdot 100\,g$ umgerechnet.

Die notwendigen ausgewerteten und berechneten Zeit-, Intensitäts- und Kapazitätsgrößen wurden in den angegebenen Parameter eingesetzt und so der O_2-Verbrauch des linken Ventrikels (E_g) als Summe der Glieder E_0–E_4 bestimmt.

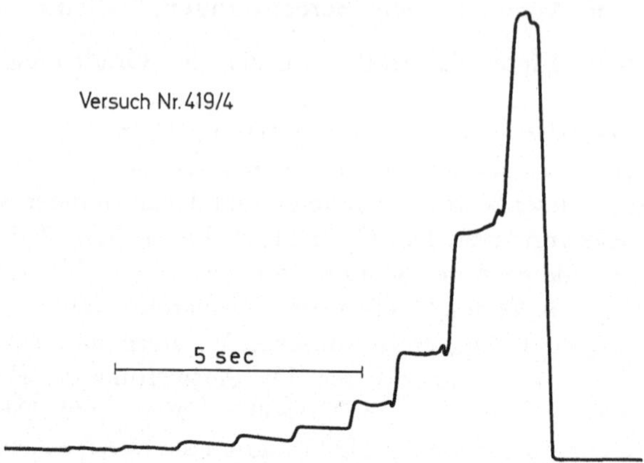

Abb. 8. Originalregistrierung einer Indikatorauswaschkurve des linken Ventrikels. Die relativ großen Stufenbildungen entsprechen einem suffizienten Herzen. Herzfrequenz = 78/min; Schlagvolumen = 40 ml; ESV = 41 ml; EDV = 81 ml. Das Verhältnis von Schlagvolumen zu endsystolischem Volumen beträgt 1:1

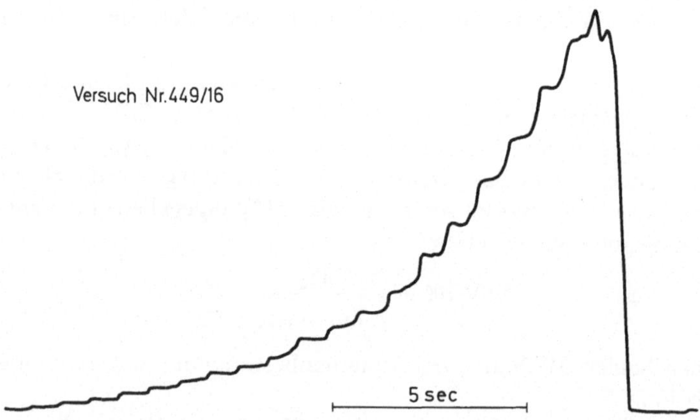

Abb. 9. Originalregistrierung einer Indikatorauswaschkurve bei einem insuffizienten Herzen. Im Vergleich zur Abbildung 8 sind die einzelnen Stufen bedeutend kleiner; dies beruht auf einem erheblich kleineren Schlagvolumen. Der linke Ventrikel braucht daher erheblich längere Zeit, um die injizierte Indikatormenge auszuwerfen. Herzfrequenz = 77/min; Schlagvolumen = 15 ml; ESV = 71 ml; EDV = 86 ml. Das Verhältnis von Schlagvolumen zu endsystolischem Volumen beträgt etwa 1:5

Von allen Meß- und Rechenwerten wurde der Mittelwert, die Standardabweichung und die Standardabweichung des Mittelwerts berechnet.

Als statistische Prüfmethode beim Vergleich der gemessenen und der nach dem Parameter errechneten Sauerstoffverbrauchswerte, der E_2- und E_3-Glieder sowie der Wirkungsgrade unter den verschiedenen Anaesthetica wurde der Kruskal-Wallis-Test [53], eine parameterfreie Varianzanalyse, angewendet.

IV. Ergebnisse

Die Ergebnisse der vorliegenden Untersuchungen des myokardialen Energiebedarfs bei den verschiedenen Narkosen sind wie folgt gegliedert:

A. Korrelation zwischen E_g und konventionell gemessenem O_2-Verbrauch des linken Ventrikels bei den verschiedenen Narkosen.

1. Einzeldarstellung der Meßwerte nach Narkosen getrennt.

2. Gesamtdarstellung aller 66 Meßpunkte und Berechnung der Regressionsgeraden sowie des Korrelationskoeffizienten.

B. Darstellung der Mittelwerte und Standardabweichungen der Mittelwerte von E_g und konventionell gemessenem O_2-Verbrauch des linken Ventrikels unter den untersuchten Narkosen.

C. Hämodynamische Größen, die den Energiebedarf der Glieder E_1–E_4 bei den verschiedenen Narkosen bestimmen. Vergleich von E_g und konventionell gemessenem O_2-Verbrauch.

D. Übersicht über die Meßgrößen, die in die konventionelle Bestimmung des O_2-Verbrauchs ($\dot{V}_{cor} \cdot avD\text{-}O_2$) des linken Ventrikels bei den einzelnen Narkosen eingehen.

A. Korrelation zwischen E_g und konventionell gemessenem O_2-Verbrauch des linken Ventrikels bei den verschiedenen Narkosen

1. Einzeldarstellung der Meßwerte nach Narkosen getrennt. In den folgenden 8 Diagrammen sind die aus den einzelnen Versuchen gewonnenen Werte für E_g auf der Abszisse und den konventionell gemessenen O_2-Verbrauch auf der Ordinate für jede Narkose getrennt aufgetragen. Die Dimension für beide Größen ist ml/min · 100 g linker Ventrikel. Die durch den Nullpunkt gehende, durchgezogene Linie entspricht der Identitätslinie. Die Zahlen über den einzelnen Meßpunkten geben die Reihenfolge der Versuche wieder.

Methoxyflurane (Abb. 10). Es wurden bei dieser Narkose 9 Analysen in verschiedenen Versuchen durchgeführt. 8 Meßpunkte liegen dicht an der Identitätslinie, der Punkt 7 weicht etwas stärker in Richtung eines größeren konventionell gemessenen O_2-Verbrauchs ab. Die Streuung der einzelnen Meßwerte ist bei Methoxyflurane-Narkose, wie auch aus Abbildung 19 hervorgeht, gering.

Halothane (Abb. 11). Unter Halothane wurden 8 verschiedene Messungen vorgenommen. Mit Ausnahme der Punkte 2, 4 und 6 liegen alle Werte

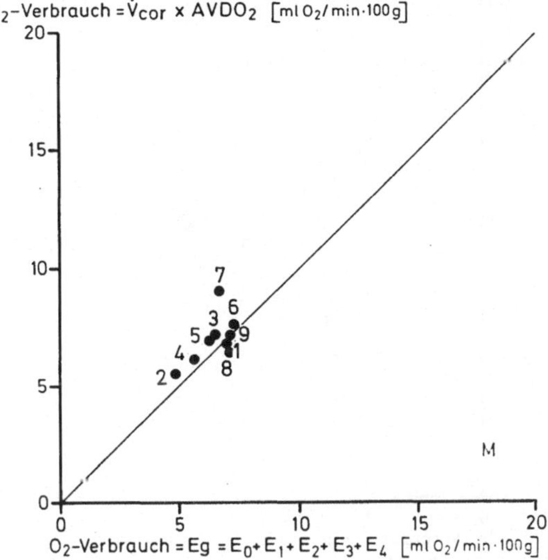

Abb. 10. Methoxyflurane (9 Meßwerte). Auf der Ordinate ist der konventionell gemessene O_2-Verbrauch ($\dot{V}_{cor}$ · avD-O_2), auf der Abszisse der mit dem Parameter bestimmte O_2-Verbrauch (E_g) aufgetragen. Die durchgezogene Linie entspricht der Identitätslinie. Punkt 7 weicht etwas in Richtung eines höheren konventionell bestimmten O_2-Verbrauchswerts von der Identitätslinie ab

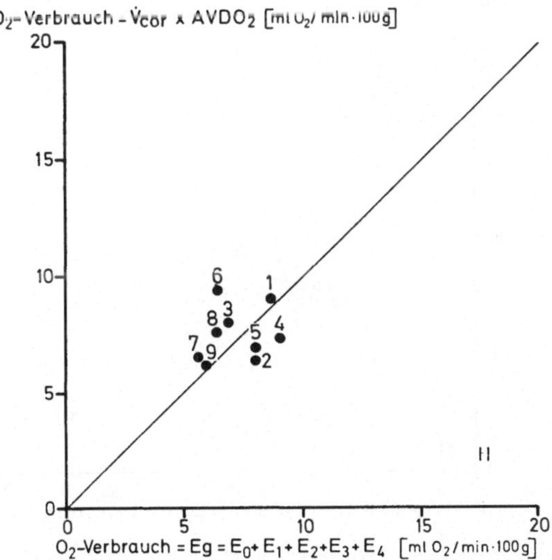

Abb. 11. Halothane (9 Meßwerte). Ordinate und Abszisse entsprechen der Abbbildung 10. Mit Ausnahme von Punkt 6 passen sich alle anderen Werte gut der Identitätslinie an. Die Streuung des O_2-Verbrauchs bei Halothane ist relativ klein

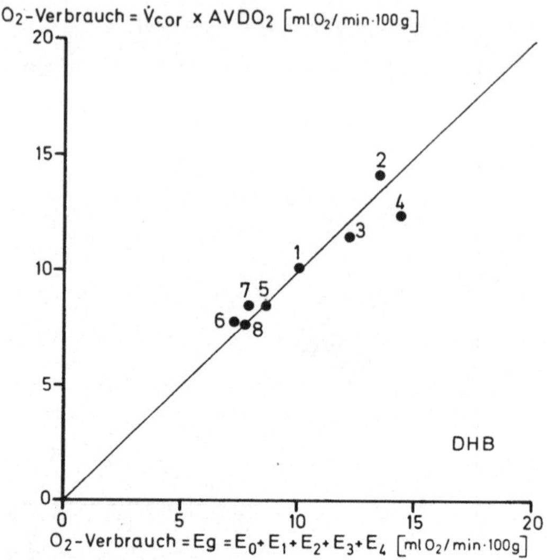

Abb. 12. Dehydrobenzperidol (8 Meßwerte). Ordinate und Abszisse entsprechen der Abbildung 10. Die 8 Meßwerte streuen über einen Bereich von 7–14 ml O_2/min · 100 g, liegen dabei aber dicht an der Identitätslinie

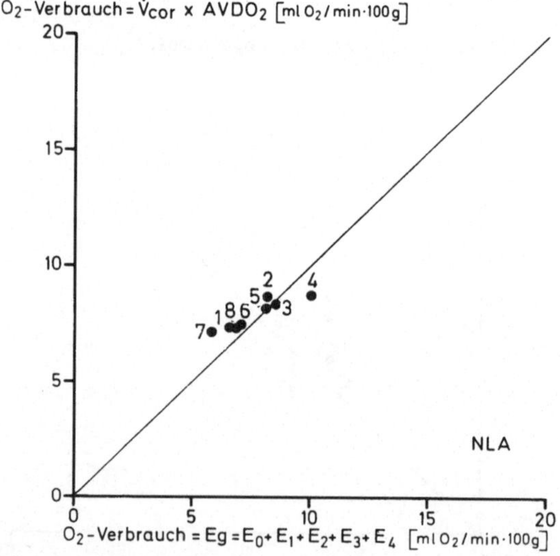

Abb. 13. Neuroleptanalgesie – DHB und Fentanyl – (8 Meßwerte). Ordinate und Abszisse entsprechen der Abbildung 10. Die Messungen wurden nach vorausgegangener Untersuchung des DHB-Effektes (s. Abb. 12) und nach zusätzlicher Injektion von Fentanyl vorgenommen. Bei geringer Streuung liegen alle Punkte nahe der Identitätslinie

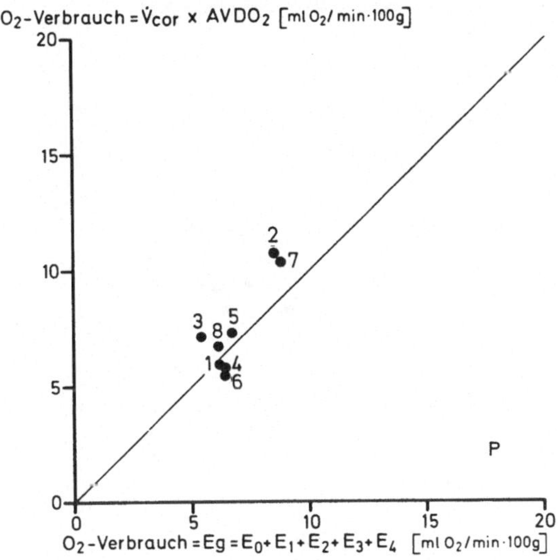

Abb. 14. Piritramid (8 Meßwerte). Ordinate und Abszisse entsprechen der Abbildung 10. Bei mittelgroßer Streuung ist eine gute Zuordnung der Punkte zur Identitätslinie zu erkennen

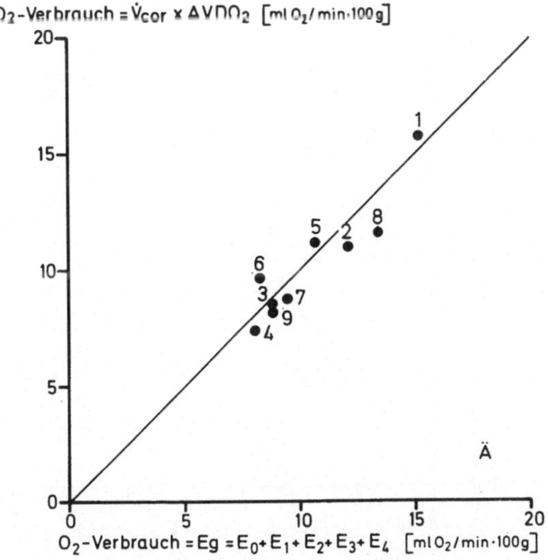

Abb. 15. Äther (9 Meßwerte). Ordinate und Abszisse entsprechen der Abbildung 10. Die Werte streuen über einen Bereich von 7–16 ml O_2/min · 100 g, liegen dabei jedoch alle dicht an der Identitätslinie

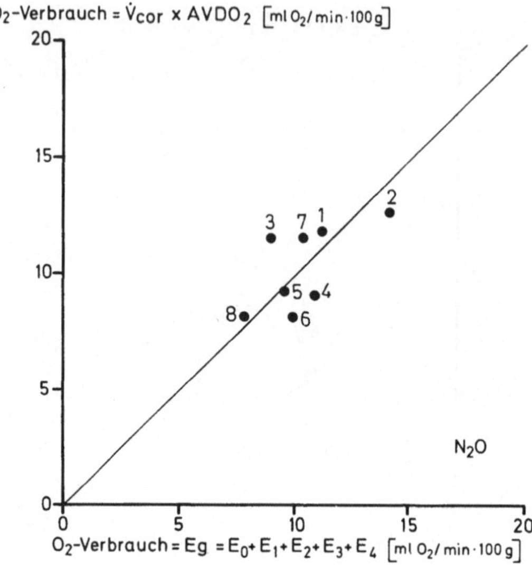

Abb. 16. N$_2$O (8 Meßwerte). Ordinate und Abszisse entsprechen der Abbildung 10. Bei mittelgroßer Streuung überwiegt in jeweils der Hälfte der Werte E_g bzw. „$\dot{V}_{cor} \cdot \text{avD-O}_2$"

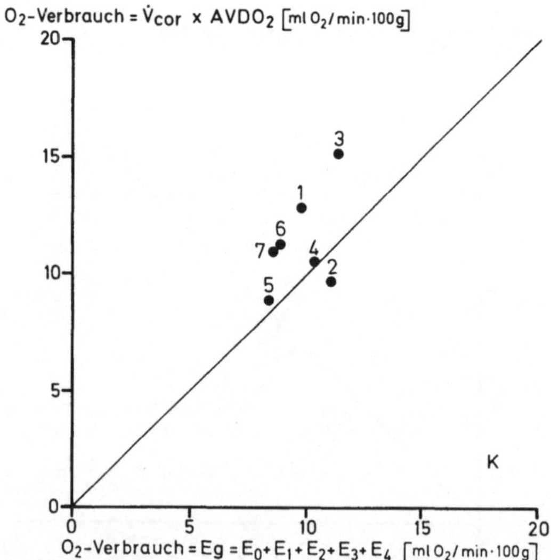

Abb. 17. Ketamine (7 Meßwerte). Ordinate und Abszisse entsprechen der Abbildung 10. Bei mittelgroßer Streuung liegt die Mehrzahl der Meßpunkte – entsprechend einem größeren Wert für „$\dot{V}_{cor} \cdot \text{avD-O}_2$" – oberhalb der Identitätslinie

dicht an der Identitätslinie. Für Punkt 6 ergibt sich ein deutlich größerer konventionell gemessener O_2-Verbrauch, für die Punkte 2 und 4 ein etwas größeres E_g. Die Streuung der 8 Werte ist ebenfalls relativ klein (vgl. Abb. 19).

Dehydrobenzperidol (Abb. 12). Nach DHB-Gabe wurden insgesamt 8 verschiedene Messungen durchgeführt. Alle Meßpunkte weichen nur geringfügig von der Identitätslinie ab (vgl. Abb. 19), erstrecken sich jedoch über den relativ großen Bereich von ca. 7–14 ml O_2/min · 100 g.

NLA (DHB und Fentanyl) (Abb. 13). Nach zusätzlicher Injektion von Fentanyl erfolgten 8 weitere Analysen. Bei geringer Streuung (vgl. Abb. 19) liegen die Meßpunkte im Mittel im Vergleich zu DHB in einem niedrigeren Bereich des O_2-Verbrauchs. Alle Meßwerte passen sich gut der Identitätslinie an.

Piritramid (Abb. 14). Auch die 8 Meßwerte bei Piritramid-Narkose liegen in Nähe der Identitätslinie. Die Streubreite ist von mittlerer Größe.

Äther (Abb. 15). In Äthernarkose liegen die 9 Meßpunkte über einen Bereich des O_2-Verbrauchs von ca. 7–16 ml O_2/min · 100 g verteilt. Dieser

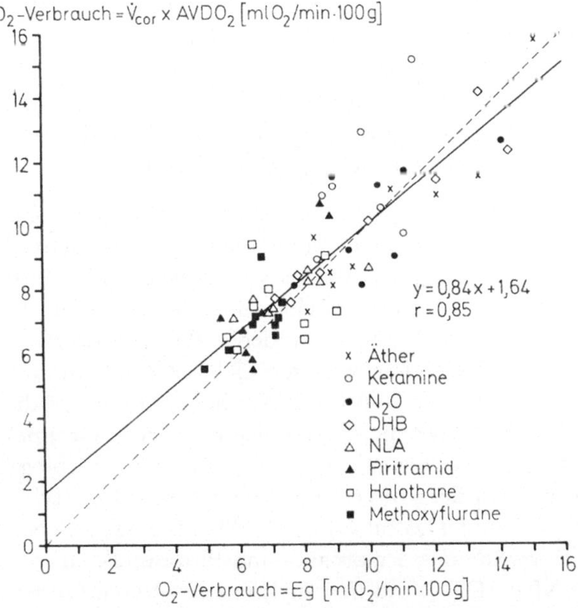

Abb. 18. Gesamtdarstellung der in den Abbildungen 10–17 abgebildeten 66 Meßwerte. Ordinate und Abszisse entsprechen inhaltlich den Abbildungen 10–17. Bei einer etwa symmetrischen Streuung nach beiden Richtungen ist eine deutliche Zuordnung der Meßpunkte zur Identitätslinie (gestrichelt) zu erkennen. Die durchgezogene Linie entspricht der Regressionsgeraden (y = 0,84x + 1,64), die geringfügig von der Identitätslinie abweicht. Der Korrelationskoeffizient für die 66 Werte beträgt 0,85

Bereich ist also noch größer als nach DHB-Applikation (vgl. Abb. 12). Die 9 Punkte zeigen eine enge Beziehung zur Identitätslinie.

N_2O (Abb. 16). Bei N_2O-Narkose wurden 8 Messungen durchgeführt. Bei einer mittelgroßen Streubreite ergibt sich eine mittelgroße Abweichung der Meßwerte nach beiden Seiten der Identitätslinie (vgl. auch Abb. 19).

Ketamine (Abb. 17). Bei der Ketamine-Narkose ist eine deutliche Abweichung von der Identitätslinie für „$\dot{V}_{cor} \cdot$ avD-O_2" zu beobachten (vgl. auch Abb. 19).

2. Gesamtdarstellung aller 66 Meßpunkte und Berechnung der Regressionsgeraden sowie des Korrelationskoeffizienten. In Abbildung 18 sind die in den vorangegangenen Abbildungen dargestellten Einzelmessungen in den einzelnen Narkosen in einem gemeinsamen Diagramm vereinigt. Die insgesamt 66 Werte liegen bei mittlerer Streuung nach beiden Richtungen ziemlich symmetrisch um die Identitätslinie verteilt. Der Bereich des Sauerstoffverbrauchs im Gesamtkollektiv der Meßwerte aller Narkosen liegt zwischen 5 und 16 ml O_2/min $\cdot$ 100 g. Der Korrelationskoeffizient der 66 Meßwerte beträgt 0,85. Die Regressionsgerade weicht geringfügig von der Identitätslinie ab.

B. Mittelwerte und Standardabweichungen der Mittelwerte von E_g und konventionell gemessenem O_2-Verbrauch des linken Ventrikels unter den untersuchten Narkosen

In Abbildung 19 sind die Mittelwerte und die Standardabweichungen der Mittelwerte des konventionell gemessenen O_2-Verbrauchs ($\dot{V}_{cor} \cdot$ avD-O_2) als Ordinate gegen E_g als Abszisse aufgetragen. Mit Ausnahme der Ketaminenarkose, die gegenüber E_g einen um 1,5 ml O_2/min $\cdot$ 100 g größeren Wert für „$\dot{V}_{cor} \cdot$ avD-O_2" aufweist, liegen die Mittelwerte der übrigen Narkosen bei unterschiedlicher Streuung dicht an der Identitätslinie. Auffällig ist die Bildung zweier Gruppen. Ketamine-, N_2O- und Äther-Narkose sowie alleinige Dehydrobenzperidolapplikation (obere Gruppe) bedingen einen E_g-Wert, der zwischen 9,8 und 10,6 ml O_2/min $\cdot$ 100 g liegt. Der entsprechende Bereich der konventionell gemessenen O_2-Verbrauchswerte liegt zwischen 10,2 und 11,3 ml O_2/min $\cdot$ 100 g. Demgegenüber liegen die Werte für Methoxyflurane-, Halothane- und Piritramid-Narkose sowie für die komplette NLA (DHB und Fentanyl) in der unteren Gruppe in einem Bereich von E_g zwischen 6,5 und 7,6 ml O_2/min $\cdot$ 100 g deutlich niedriger. Der zugehörige Bereich des konventionell gemessenen O_2-Verbrauchs beträgt 7,0–7,9 ml O_2/min $\cdot$ 100 g. Während sich innerhalb der beiden Narkosegruppen hinsichtlich der Werte für E_g und den konventionell gemessenen O_2-Verbrauch auf dem 5%-Niveau keine statistische Signifikanz sichern läßt, besteht ein hochsignifikanter Unterschied zwischen der oberen

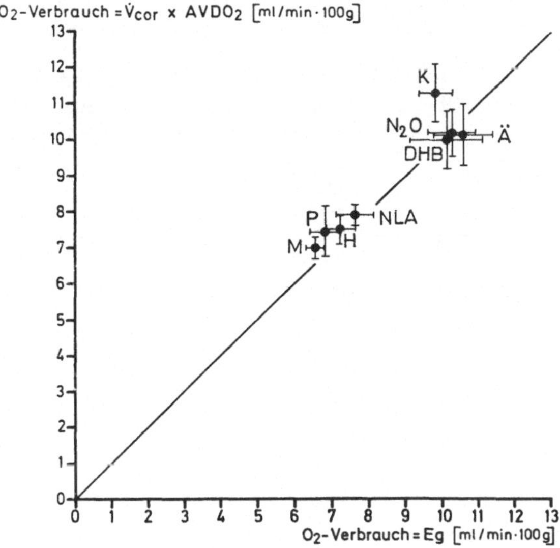

Abb. 19. Mittelwerte und Standardabweichungen der Mittelwerte von $\dot{V}_{cor}$ · avD-O$_2$ (Ordinate) und E$_g$ (Abszisse). Die obere Gruppe – Ketamine (K), N$_2$O, Äther (Ä) und Dehydrobenzperidol (DHB) – umfaßt Narkosen mit einem höheren myokardialen O$_2$-Bedarf zwischen 10,2 und 11,3 ml/min · 100 g. In der unteren Gruppe – Methoxyflurane (M), Halothane (H), Piritramid (P) und Neuroleptanalgesie (NLA = DHB und Fentanyl) – liegen in einem Bereich von 7,0–7,9 ml O$_2$/min · 100 g die Narkosen mit signifikant geringerem myokardialen Energiebedarf. Die Streuung nimmt mit steigendem O$_2$-Verbrauch zu, sie ist im Mittel für die konventionelle Messung des Sauerstoffverbrauchs geringfügig
größer

und unteren Gruppe. Die etwas stärkere Abweichung von der Identitätslinie bei Ketamine (vgl. Tab. 5) liegt in Anbetracht des relativ kleinen Ketaminekollektivs an der Grenze der methodischen Fehlerbreite.

C. Hämodynamische Größen, die den Energiebedarf der Glieder E$_1$–E$_4$ bei den verschiedenen Narkosen bestimmen. Vergleich von E$_g$ und konventionell gemessenem O$_2$-Verbrauch

In den folgenden Tabellen sind die in die einzelnen Parameterglieder eingehenden hämodynamischen Größen als Mittelwerte und Standardabweichungen der Mittelwerte für alle Narkosen getrennt aufgeführt. Jede Tabelle gibt die Größen für ein E-Glied des Parameters wieder. Rechts ist jeweils der Gesamtenergiebedarf (E$_g$) den Gliedern E$_1$, E$_2$, E$_3$ bzw. E$_4$ gegenübergestellt, so daß der Anteil der einzelnen energieverbrauchenden Prozesse am Gesamtsauerstoffbedarf ersichtlich wird.

Tabelle 1. Sauerstoffverbrauch der elektrophysiologischen Prozesse (E_1) bei den verschiedenen Narkosen. Mittelwerte und Standardabweichungen der Mittelwerte. Der Wert für E_1 liegt bei fast allen Narkosen um 1,0 ml O_2/min · 100 g. Bedingt durch die niedrige Herzfrequenz weicht Piritramid davon mit 0,66 ml O_2/min · 100 g etwas ab. t_{syst} = Systolendauer (QT-Dauer), HF = Herzfrequenz, E_g = Gesamtsauerstoffverbrauch des linken Ventrikels

		t_{syst} (sec)	HF (n/min)	E_1 (ml/min · 100 g)	E_g (ml/min · 100 g)
Methoxyflurane	$\bar{x}$	0,28	119	1,00	6,5
n = 9	$s\bar{x}$	0,01	3	0,03	0,3
Halothane	$\bar{x}$	0,30	116	1,00	7,2
n = 9	$s\bar{x}$	0,01	6	0,04	0,4
NLA	$\bar{x}$	0,28	116	0,95	7,6
n = 8	$s\bar{x}$	0,02	6	0,04	0,5
Piritramid	$\bar{x}$	0,34	68	0,66	6,8
n = 8	$s\bar{x}$	0,02	4	0,02	0,4
Äther	$\bar{x}$	0,26	128	1,00	10,6
n = 9	$s\bar{x}$	0,01	6	0,04	0,8
N_2O	$\bar{x}$	0,26	129	0,97	10,3
n = 8	$s\bar{x}$	0,02	6	0,03	0,7
Ketamine	$\bar{x}$	0,27	128	1,02	9,8
n = 7	$s\bar{x}$	0,01	5	0,03	0,5

In der Tabelle 1 sind die in das Glied E_1 – Sauerstoffverbrauch der elektrophysiologischen Prozesse – eingehenden Größen aufgeführt. Von links nach rechts sind die Systolen-Dauer (QT-Dauer), die Herzfrequenz und die Größe von E_1 und E_g dargestellt. Die Absolutwerte des Energiebedarfs der elektrophysiologischen Prozesse unterscheiden sich voneinander nicht wesentlich. Bei fast allen Narkosen ergibt sich ein E_1-Wert von etwa 1 ml/min · 100 g. Bei einer von den anderen Narkosen abweichenden, relativ niedrigen Herzfrequenz (68/min) fällt lediglich die Piritramid-Narkose mit einem O_2-Bedarf von 0,66 ml/min · 100 g etwas aus dem Rahmen. Die Herzfrequenz bei Methoxyflurane, Halothane und NLA liegt zwischen 116 und 119/min, bei Äther, N_2O und Ketamine um 128/min. Die Systolendauer zeigt keine größeren Schwankungen. Lediglich bei Piritramid findet sich mit 0,34 sec gegenüber den übrigen Narkosen (0,26–0,30 sec) ein etwas abweichender Wert.

In der Tabelle 2 finden sich die im Glied E_2 – Sauerstoffverbrauch der Haltebetätigung – enthaltenen hämodynamischen Größen. In der Tabelle sind von links nach rechts der maximale systolische Aortendruck, die „Auswurfdauer", die Herzfrequenz, das endsystolische Volumen pro 100 g und auch das enddiastolische Volumen/100 g sowie die Werte für E_2 und E_g aufgeführt. Die Mittelwerte für den systolischen Druck liegen bei Methoxy-

Tabelle 2. Sauerstoffverbrauch der Haltebetätigung (E_2) bei den verschiedenen Narkosen. Mittelwerte und Standardabweichungen der Mittelwerte. Die Werte für E_2 liegen zwischen 2,38 und 3,83 ml O_2/min $\cdot$ 100 g. Der Anteil von E_2 am Gesamtsauerstoffverbrauch (E_g) erreicht bei Methoxyflurane (39 %) den höchsten und bei der NLA (32 %) den niedrigsten Wert. P_{syst} = maximaler systolischer Druck, t_{Ausw} = Auswurfdauer (t-dp/dt$_{max}$ bis t-dp/dt$_{min}$), HF = Herzfrequenz, ESV/100 g = endsystolisches Volumen pro 100 g, EDV/100 g = enddiastolisches Volumen pro 100 g

		P_{syst} [mm Hg]	t-Auswurf [sec]	HF [n/min]	ESV/ 100 g [ml]	EDV/ 100 g [ml]	E_2 [ml/min $\cdot$ 100 g]	E_g [ml/min $\cdot$ 100 g]
Methoxyflurane	$\bar{x}$	97	0,20	119	27	42	2,51	6,5
n = 9	$s\bar{x}$	4	0,01	3	1	2	0,21	0,3
Halothane	$\bar{x}$	108	0,20	116	27	46	2,55	7,2
n = 9	$s\bar{x}$	4	0,01	6	2	2	0,24	0,4
NLA	$\bar{x}$	106	0,20	116	25	49	2,43	7,6
n = 8	$s\bar{x}$	4	0,01	6	2	2	0,21	0,5
Piritramid	$\bar{x}$	162	0,22	68	30	60	2,38	6,8
n = 8	$s\bar{x}$	7	0,01	4	1	3	0,16	0,4
Äther	$\bar{x}$	144	0,19	128	28	48	3,63	10,6
n = 9	$s\bar{x}$	7	0,01	6	1	2	0,30	0,8
N_2O	$\bar{x}$	141	0,19	129	29	52	3,83	10,3
n = 8	$s\bar{x}$	9	0,01	6	2	2	0,46	0,7
Ketamine	$\bar{x}$	139	0,17	128	29	46	3,40	9,8
n = 7	$s\bar{x}$	5	0,01	5	2	3	0,43	0,5

flurane, Halothane und NLA um 100 mmHg und bei Äther, N_2O und Ketamine um 140 mmHg; bei Piritramid findet sich mit 162 mmHg der höchste Wert. Die Auswurfdauer zeigt nur geringe Schwankungen. Lediglich die Werte für Ketamine (0,17 sec) und für Piritramid (0,22 sec) weichen von den Werten der übrigen Narkosen (etwa 0,20 sec) stärker nach unten und oben ab. Das endsystolische Volumen (ESV) erreicht bei Piritramid mit 30 ml/100 g den höchsten Wert. Die endsystolischen Volumina der anderen Narkosen unterscheiden sich vom Piritramidwert nur unwesentlich (25–29 ml/100 g). Das zum Vergleich aufgeführte enddiastolische Volumen (EDV) bei den Narkosen liegt zwischen 42 (Methoxyflurane) und 60 (Piritramid) ml/100 g. Die Differenz zwischen dem EDV/100 g und dem ESV/100 g entspricht dem Schlagvolumen/100 g. Die Werte für E_2 variieren zwischen 2,4 und 3,8 ml O_2/min $\cdot$ 100 g[1].

Die Tabelle 3 enthält die das Glied E_3 – Sauerstoffverbrauch der Spannungsentwicklung – bestimmenden hämodynamischen Größen. In Tabelle 3 sind folgende Größen von links nach rechts angeführt: die maximale

---

[1] Für die Unterschiede innerhalb der E_2- und der E_3-Glieder fand sich im Kruskal-Wallis-Test eine Signifikanz von p < 0,01.

Tabelle 3. Sauerstoffverbrauch der isometrischen Spannungsentwicklung (E_3) bei den verschiedenen Narkosen. Mittelwerte und Standardabweichungen der Mittelwerte. Der Bereich von E_3 liegt zwischen 2,3 und 5,1 ml O_2/min · 100 g. Die niedrigen E_3-Werte bei Methoxyflurane und Halothane resultieren aus einem relativ kleinen Wert von dp/dt$_{max}$, bei Piritramid dagegen trotz des hohen dp/dt$_{max}$-Wertes aus einer verhältnismäßig niedrigen Herzfrequenz. Der Anteil von E_3 am E_g variiert zwischen 35 % (Methoxyflurane) und 48 % (Äther). dp/dt$_{max}$ = maximale Druckanstiegsgeschwindigkeit im linken Ventrikel. HF = Herzfrequenz

		dp/dt$_{max}$ [mmHg/sec]	HF [n/min]	E_3 [ml/min · 100 g]	E_g [ml/min · 100 g]
Methoxyflurane	x̄	1600	119	2,27	6,5
n = 9	sx̄	153	3	0,19	0,3
Halothane	x̄	2050	116	2,87	7,2
n = 9	sx̄	231	6	0,34	0,4
NLA	x̄	2470	116	3,43	7,6
n = 8	sx̄	364	6	0,52	0,5
Piritramid	x̄	3590	68	2,96	6,8
n = 8	sx̄	265	4	0,34	0,4
Äther	x̄	3270	128	5,06	10,6
n = 9	sx̄	346	6	0,66	0,8
N_2O	x̄	3040	129	4,61	10,3
n = 8	sx̄	402	6	0,56	0,7
Ketamine	x̄	2980	128	4,55	9,8
n = 7	sx̄	285	5	0,42	0,5

Druckanstiegsgeschwindigkeit im linken Ventrikel (dp/dt$_{max}$), die Herzfrequenz sowie die Werte für E_3 und E_g. Die niedrigsten Werte für dp/dt$_{max}$ ergeben sich für Methoxyflurane (1600 mmHg/sec) sowie für Halothane (2050 mmHg/sec). Die NLA liegt mit 2470 mmHg/sec in einem mittleren Bereich. N_2O und Ketamine weisen Werte um 3000 mmHg/sec auf, die Werte für Äther (3270 mmHg/sec) und Piritramid (3590 mmHg/sec) liegen am höchsten. Insgesamt bewegt sich E_3 zwischen 2,3 und 5,1 ml O_2/min · 100 g. Dabei bedingen Methoxyflurane, Halothane und Piritramid relativ niedrige Werte, die NLA liegt in der Mitte; Äther, N_2O und Ketamine zeigen die größten Werte.

Die Tabelle 4 gibt die zur Bestimmung des Glieds E_4 – Energiebedarf der Inaktivierung des contractilen Systems – wichtigen Größen wieder. Diese sind die maximale Druckanstiegsbeschleunigung (d^2p/dt^2_{max}) und die Herzfrequenz. Gegenüber den übrigen Parametergliedern ist der im Glied E_4 ermittelte Sauerstoffverbrauch der Inaktivierung des contractilen Systems quantitativ nur von sehr geringer Bedeutung. E_4 zeigt bei Methoxyflurane mit 0,05 ml/min · 100 g den kleinsten und bei Äther mit 0,16 ml/min · 100 g den größten Wert.

Tabelle 4. Sauerstoffverbrauch der Inaktivierung des contractilen Systems (E_4) bei den verschiedenen Narkosen. Mittelwerte und Standardabweichungen der Mittelwerte. Die Werte für E_4 sind bei allen Narkosen sehr klein (0,05–0,16 ml O_2/ min · 100 g) und tragen nur mit etwa 1 % zum Gesamtsauerstoffbedarf bei. d^2p/dt^2_{max} = maximale Druckanstiegsbeschleunigung im linken Ventrikel, HF = Herzfrequenz

		d^2p/dt^2_{max} [mmHg/sec²]	HF [n/min]	E_4 [ml/min · 100 g]	E_g [ml/min · 100 g]
Methoxyflurane	x̄	0,39 · 10⁵	119	0,05	6,5
n = 9	sx̄	0,06	3	0,01	0,3
Halothane	x̄	0,52 · 10⁵	116	0,06	7,2
n = 9	sx̄	0,11	6	0,01	0,4
NLA	x̄	0,76 · 10⁵	116	0,09	7,6
n = 8	sx̄	0,19	6	0,02	0,5
Piritramid	x̄	1,47 · 10⁵	68	0,10	6,8
n = 8	sx̄	0,16	4	0,01	0,4
Äther	x̄	1,19 · 10⁵	128	0,16	10,6
n = 9	sx̄	0,23	6	0,03	0,8
N₂O	x̄	1,10 · 10⁵	129	0,14	10,3
n = 8	sx̄	0,22	6	0,03	0,7
Ketamine	x̄	1,00 · 10⁵	128	0,13	9,8
n = 7	sx̄	0,15	5	0,02	0,5

Tabelle 5. Übersicht über die Parameterglieder E_1–E_4, den mit dem Parameter bestimmten (E_g) und den konventionell gemessenen ($\dot{V}_{cor}$ · avD-O_2) O_2-Verbrauch des linken Ventrikels bei den verschiedenen Narkosen. Mittelwerte und Standardabweichungen der Mittelwerte. Zwischen beiden Bestimmungsmethoden des Sauerstoffverbrauchs ergibt sich mit Ausnahme der Ketaminenarkose eine gute Übereinstimmung. Der E_g-Wert liegt bei den untersuchten Narkosen zwischen 6,5 und 10,6 ml O_2/min · 100 g

		E_1	E_2	E_3	E_4	E_g	O_2-Verbrauch
		[ml/min · 100 g]				[ml/min · 100 g]	[ml/min · 100 g]
Methoxyflurane	x̄	1,00	2,51	2,27	0,05	6,5	7,0
n = 9	sx̄	0,03	0,21	0,19	0,01	0,3	0,3
Halothane	x̄	1,00	2,55	2,87	0,06	7,2	7,5
n = 9	sx̄	0,04	0,24	0,34	0,01	0,4	0,4
NLA	x̄	0,95	2,43	3,43	0,09	7,6	7,9
n = 8	sx̄	0,04	0,21	0,52	0,02	0,5	0,3
Piritramid	x̄	0,66	2,38	2,96	0,10	6,8	7,4
n = 8	sx̄	0,02	0,16	0,34	0,01	0,4	0,7
Äther	x̄	1,00	3,62	5,06	0,16	10,6	10,2
n = 9	sx̄	0,04	0,30	0,66	0,03	0,8	0,9
N₂O	x̄	0,97	3,83	4,61	0,14	10,3	10,2
n = 8	sx̄	0,03	0,46	0,56	0,03	0,7	0,6
Ketamine	x̄	1,02	3,40	4,55	0,13	9,8	11,3
n = 7	sx̄	0,03	0,43	0,42	0,02	0,5	0,8

Tabelle 5 gibt eine Übersicht über den Energiebedarf der Parameterglieder E_1, E_2, E_3, E_4 und des E_g bei den untersuchten Narkosen. Die Summe der Glieder E_1–E_4 zuzüglich des konstanten Wertes für E_0 ergibt den Gesamtenergiebedarf des Herzens (E_g). Zwischen E_g und dem konventionell gemessenen O_2-Verbrauch findet sich bei fast allen Narkosen eine gute Übereinstimmung. Die größte Differenz ergibt sich mit einem um 15% kleineren E_g-Wert bei Ketamine. Bei den übrigen Narkosen liegt die Abweichung beider Werte voneinander um 5%. Hinsichtlich der Aufteilung der Narkosen nach dem myokardialen Energiebedarf in 2 Gruppen wird auf die Besprechung der Abbildung 19 verwiesen.

D. Übersicht über die Meßgrößen, die in die konventionelle Bestimmung des O_2-Verbrauchs ($\dot{V}_{cor} \cdot avD\text{-}O_2$) des linken Ventrikels bei den einzelnen Narkosen eingehen

Die Tabelle 6 gibt in einer Übersicht die für die Berechnung des konventionell gemessenen Sauerstoffverbrauchs erforderlichen Meßwerte wie-

Tabelle 6. Meßgrößen, die in den konventionell bestimmten Sauerstoffverbrauch des linken Ventrikels ($\dot{V}_{cor}/100$ g $\cdot$ avD-O_2) bei den verschiedenen Narkosen eingehen. Mittelwerte und Standardabweichungen der Mittelwerte. Der O_2-Verbrauch ($\dot{V}_{cor} \cdot avD\text{-}O_2$) variiert unter den Narkosen zwischen 7,0 und 11,3 ml O_2/min $\cdot$ 100 g. Auffällig ist die relativ hohe Coronardurchblutung bzw. die hohe coronarvenöse Sauerstoffsättigung bei Äthernarkose. Die coronarvenöse O_2-Sättigung ist bei Ketamine am geringsten. $\dot{V}_{cor}/100$ g = Coronardurchblutung pro 100 g linker Ventrikel, Hb = Hämoglobingehalt pro 100 ml Blut, O_2-Sättigung art. = arterielle Sauerstoffsättigung, O_2-Sättigung cor.-ven. = coronarvenöse Sauerstoffsättigung, avD-O_2 = arterio-venöse Differenz des Sauerstoffgehalts im Coronarblut

	$\dot{V}_{cor}/100$ g [ml/min]	Hb [g %]	O_2-Sättigung art. cor.-ven.[%]		avD-O_2 Vol.-%	O_2-Verbrauch [ml/min $\cdot$ 100 g]
Methoxy-flurane	$\bar{x}$ 68	13,1	96	37	10,7	7,0
n = 9	$s\bar{x}$ 3	0,6	1,0	2,2	0,4	0,3
Halothane	$\bar{x}$ 80	12,8	95	41	10,0	7,5
n = 9	$s\bar{x}$ 6	1,2	1,6	4,5	0,7	0,4
NLA	$\bar{x}$ 95	9,9	97	36	7,9	7,9
n = 8	$s\bar{x}$ 6	0,2	0,2	1,0	0,2	0,3
Piritramid	$\bar{x}$ 67	13,9	95	37	11,3	7,4
n = 8	$s\bar{x}$ 8	0,8	1,1	3,3	0,6	0,7
Äther	$\bar{x}$123	14,2	97	53	8,4	10,2
n = 9	$s\bar{x}$ 9	0,8	0,8	3,9	0,6	0,9
N_2O	$\bar{x}$106	11,4	97	34	9,3	10,2
n = 8	$s\bar{x}$ 8	0,6	0,7	2,0	0,8	0,6
Ketamine	$\bar{x}$ 96	12,8	97	30	11,9	11,3
n = 7	$s\bar{x}$ 5	0,4	0,6	2,8	0,7	0,8

der. Von links nach rechts sind die Coronardurchblutung, der Hämoglobingehalt, die arterielle und coronarvenöse Sauerstoffsättigung, die arteriocoronarvenöse Sauerstoffgehaltsdifferenz und der Sauerstoffverbrauch ($\dot{V}_{cor} \cdot avD\text{-}O_2$) aufgetragen. Unter Äthernarkose ist die Coronardurchblutung mit 123 ml/min · 100 g gegenüber den anderen Narkosen deutlich erhöht. Entsprechend liegt die coronarvenöse O_2-Sättigung mit 53% am höchsten. Auffällig ist weiterhin die relativ niedrige O_2-Sättigung des Coronarvenenbluts bei Ketamine (30%). Der im Vergleich zu den anderen Narkosen niedrige Hämoglobingehalt bei der NLA resultiert daraus, daß die NLA immer am Ende der Experimente untersucht wurde.

V. Diskussion

Die Ergebnisse der vorliegenden Untersuchungen werden in folgender Reihenfolge besprochen:

A. Beeinflussung der energieverbrauchenden Prozesse (E_0–E_4) sowie des myokardialen Gesamtenergiebedarfs (E_g) durch verschiedene Narkosen.

B. Konsequenzen, die sich aus der Analyse des myokardialen Energiebedarfs bei den einzelnen Narkosen für deren differenzierte Anwendung in der Klinik – insbesondere bei pathologischen Kreislaufverhältnissen – ergeben.

A. Beeinflussung der energieverbrauchenden Prozesse (E_0–E_4) sowie des myokardialen Gesamtenergiebedarfs (E_g) durch verschiedene Narkosen

Die von uns untersuchten Anaesthetica führten zu unterschiedlichen Veränderungen der hämodynamischen Größen. Die Veränderungen der Hämodynamik schlagen sich wiederum in der Größe des myokardialen Energiebedarfs nieder. Mit Hilfe eines neuen von BRETSCHNEIDER u. Mitarb. angegebenen hämodynamischen Parameters zur Bestimmung des myokardialen O_2-Bedarfs wird im folgenden neben dem Gesamtsauerstoffverbrauch der O_2-Verbrauch der einzelnen in den Parametergliedern E_0–E_4 quantifizierten „Arbeitsprozesse" des Herzens besprochen. Vergleichbare Untersuchungen liegen bisher nicht vor. Der von EBERLEIN [23] gemessene Sauerstoffverbrauch unter verschiedenen Anaesthetica umfaßt nur einen Teil der in dieser Arbeit untersuchten Narkosen und wurde nicht für die verschiedenen „Teile" der Herztätigkeit differenziert. Die Experimente von DUDZIAK [22] wurden am isolierten Langendorff-Präparat vorgenommen und lassen deshalb keine Schlüsse auf die Wirkung der Narkosen beim Patienten zu.

Das Parameterglied E_0 (0,7 ml O_2/min · 100 g) wurde bei allen Narkosen als Konstante für den Basalsauerstoffverbrauch des Herzens berücksichtigt. Dieser von BONHOEFFER [4] bestimmte Wert macht im Rahmen der in dieser Arbeit gemessenen Werte maximal 10% des Gesamtenergiebedarfs des Herzens aus. Narkosebedingte Stoffwechselveränderungen, die von FINK u. Mitarb. [27] an Zellkulturen sowie von COHEN u. Mitarb. [19] an Mitochondrien gemessen wurden, können sich also im Rahmen des Gesamtsauerstoffverbrauchs des schlagenden Herzens nur sehr gering auswirken.

Das Parameterglied E_1–O_2-Verbrauch der elektrophysiologischen Prozesse – unterscheidet sich bei den verschiedenen Narkosen nur unwesentlich und macht im Mittel etwa 1,0 ml O_2/min · 100 g aus. Dieser Wert entspricht einem Anteil von E_1 am E_g zwischen 9 und 14%. Auch eine Steigerung der Herzfrequenz wie z. B. bei Äther-, Ketamine- und N_2O-Narkose führte nicht zu einer Zunahme von E_1, da gleichzeitig die Systolendauer abnahm und den Frequenzanstieg kompensierte. Lediglich die mit stärkerer Bradykardie einhergehende Piritramidnarkose ergab mit etwa 0,7 ml O_2/min · 100 g einen etwas kleineren Wert für E_1. In diesem Fall wurde die Frequenzabnahme nicht völlig durch den Anstieg der QT-Dauer ausgeglichen.

Das Parameterglied E_2–O_2-Verbrauch der Haltebetätigung – variierte unter den Narkosearten zwischen 2,4 und 3,8 ml O_2/min · 100 g. Wichtiger als die Absolutwerte für E_2 ist jedoch der Anteil des Glieds E_2 am Gesamtsauerstoffverbrauch und das Verhältnis zum O_2-Bedarf der Spannungsentwicklung (E_3). Die Beziehungen von E_2 zu E_3 werden im Anschluß an die Diskussion des Glieds E_3 besprochen. Trotz ähnlicher Größe des E_2-Glieds können recht unterschiedliche hämodynamische Situationen vorliegen. Bei Äther-, Ketamine-, N_2O- und besonders bei der Piritramid-Narkose überwiegt der Einfluß des systolischen Drucks; bei Methoxyflurane-, Halothanenarkose und auch bei der NLA, die nur mittlere systolische Drucke erzeugen, ist der Einfluß des endsystolischen Volumens dagegen relativ größer. Das wird besonders am Beispiel des Methoxyflurane deutlich, da hier bei einem mit den übrigen Narkosen vergleichbar großen ESV der systolische Druck verhältnismäßig klein ist, und der Anteil des ESV/100 g am E_2-Glied relativ groß wird. Die Unterschiede in der Auswurfdauer sind – mit Ausnahme der Piritramidnarkose – gering. Multipliziert man die Auswurfdauer mit der Herzfrequenz, so liegt die Auswurfdauer pro Minute bei den meisten Narkosen in einem Bereich von 22–25 sec. Nur Piritramidnarkose ergibt durch die Bradykardie und den relativ raschen Auswurf mit 15 sec/min einen davon abweichenden Wert. Methoxyflurane führt zu einer Beteiligung der Haltebetätigung am Gesamtenergiebedarf des Herzens von 39%. Der entsprechende Wert für die übrigen Narkosen liegt bei 35%.

Das Parameterglied E_3 gibt den O_2-Verbrauch der Spannungsentwicklung während der isometrischen Contractionsphase wieder. Die wichtigste Größe im E_3-Glied ist die maximale Druckanstiegsgeschwindigkeit (dp/dt$_{max}$) im linken Ventrikel, Ausdruck seines Inotropiestatus. Stärker negativ inotrop wirkende Narkosen wie Halothane [24, 29, 57, 60] und Methoxyflurane [5, 58, 59, 73] lassen nur kleine Werte für dp/dt$_{max}$ zu. Diese Tatsache erklärt mit das niedrige systolische Druckniveau bei diesen Narkosen. Trotz eines ebenfalls nur mittelgroßen Druckes liegt der Wert für dp/dt$_{max}$ bei der NLA deutlich höher. Im Gegensatz zu Halothane und Methoxyflurane kommt die Drucksenkung bei der NLA vornehmlich durch einen extrakardialen Effekt, nämlich durch Blockade der α-Receptoren [55, 74, 75] und damit durch periphere Dilatation zustande.

Die höchsten Werte für dp/dt_{max} finden sich – mit Ausnahme der Piritramidnarkose – bei den Narkosen mit höherer Herzfrequenz: Äther, Ketamine und N_2O. Dieses Verhalten wird einmal durch den positiv inotropen Effekt einer Frequenzsteigerung [44] zum anderen auch durch spezifische Narkoseeinflüsse erklärt. Äthernarkose führt zu einer vermehrten Ausschüttung von Katecholaminen [16, 50, 51], die die β-Receptoren des Herzens stimulieren. Der von mehreren Autoren [33, 56, 72] beschriebene relative Sympathicotonus bei Ketamine dürfte dagegen überwiegend indirekter Natur sein und auf einer Hemmung des Parasympathicus beruhen. Der in der Größe mit den letztgenannten Narkosen vergleichbare Wert für dp/dt_{max} bei der Piritramidnarkose bedarf einer besonderen Betrachtung, da hier die Herzfrequenz weit unter der der übrigen Anaesthetica liegt, und die sog. Frequenzinotropie oder eine stärkere Sympathicuswirkung hier nicht in Frage kommen. Das Herz ist im Falle des Piritramids keinen negativ inotropen Effekten (wie bei Halothane und Methoxyflurane) ausgesetzt, nimmt andererseits für die Erzeugung der höheren Drucke den Frank-Starling-Mechanismus stärker in Anspruch. Dafür spricht das relativ große enddiastolische Volumen (s. Tab. 2). Die niedrige Herzfrequenz ergibt bei Piritramid einen relativ kleinen O_2-Verbrauch für die Spannungsentwicklung pro Minute. Durch Steigerung der Herzfrequenz bei Belastung ist jedoch in Piritramidnarkose eine erhebliche Anpassungsreserve gegeben. Aus der Diskussion wird auch der prozentual unterschiedliche Anteil des Energiebedarfs der Spannungsentwicklung (E_3) in den einzelnen Narkosen – Methoxyflurane $= 35\%$, Halothane $= 40\%$, Piritramid $= 44\%$, NLA $= 45\%$, $N_2O = 45\%$, Ketamine $= 46\%$ und Äther $= 48\%$ – am Gesamtsauerstoffverbrauch des Herzens verständlich.

Da die im E_4-Glied des Parameters wiedergegebenen Werte für den O_2-Verbrauch der Inaktivierung des contractilen Systems bei diesen Narkoseuntersuchungen mit $0,05–0,16$ ml $O_2/min \cdot 100$ g nur sehr klein sind, soll auf die Unterschiede bei den verschiedenen Narkosen nicht weiter eingegangen werden.

Insgesamt machen E_0, E_1 und E_4 bei unseren Experimenten nur $18–27\%$ des Gesamtsauerstoffverbrauchs aus. Es ist deshalb von Interesse, noch einmal das Verhältnis der dominierenden Parameterglieder E_2 und E_3 bei den Narkosen zu vergleichen. „Das Herz ist nicht für die Verrichtung einer größeren Haltebetätigung konstruiert" (BRETSCHNEIDER). Es wird deshalb normalerweise durch eine relativ hohe Contractions- und Auswurfgeschwindigkeit schnell mit der Auswurfarbeit fertig. Jeder notwendigen Pumpleistung entspricht deshalb ein optimales Verhältnis von Haltebetätigung (E_2) und Spannungsentwicklung (E_3). In Abbildung 20 ist das Verhältnis von E_3 (Ordinate) zu E_2 (Abszisse) bei den verschiedenen Narkosen dar-

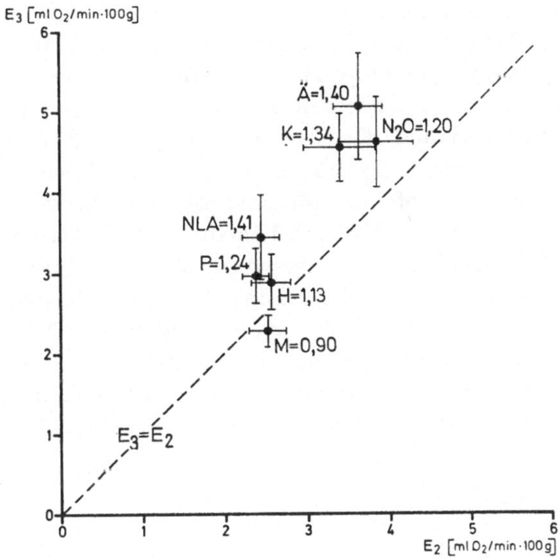

Abb. 20. Vergleich des Verhältnisses E_3 (Ordinate) zu E_2 (Abszisse) unter den verschiedenen Narkosen. Mittelwerte und Standardabweichungen der Mittelwerte. Die gestrichelte Linie entspricht der Identitätslinie ($E_3 - E_2$). Die Zahlenangaben stellen das E_3/E_2-Verhältnis dar. Unter NLA (1,41), Äther (1,40) und Ketamine (1,34) ergibt sich ein besonders großer, unter Halothane (1,13) und Methoxyflurane (0,90) ein niedrigerer E_3/E_2-Quotient. Piritramid (1,24) und N₂O (1,20) nehmen eine Mittelstellung ein

gestellt. Der E_3/E_2-Quotient liegt bei Äther (1,40), NLA (1,41), Ketamine (1,34), Piritramid (1,24) und N₂O (1,20) z. T. erheblich über dem der negativ inotrop wirkenden Anaesthetica Halothane (1,13) und Methoxyflurane (0,90). Letztere führen also zu einem relativ hohen Anteil der Haltebetätigung, die das Herz während der Auswurfphase verrichten muß. Bei der NLA, Äther-, Ketamine- und N₂O-Narkose überwiegt dagegen E_3 deutlich. In Piritramidnarkose kann bei erhaltener Inotropie das E_3/E_2-Verhältnis bei Steigerung der Herzleistung jederzeit in Richtung eines größeren E_3 variiert werden. Dadurch ist dem Herzen eine erhebliche Leistungsreserve gegeben. Dies ist bei Methoxyfluranenarkose und Halothaneanaesthesie, die ein etwa ausgeglichenes Verhältnis von E_3 zu E_2 aufweist, nicht möglich, da die Spannungsentwicklung nur relativ gering gesteigert werden kann. Die absolute Größe der Haltebetätigung (E_2) ist allerdings unter den vorliegenden „normalen" hämodynamischen Bedingungen für keine der untersuchten Narkosen kritisch hoch.

Hinsichtlich des Gesamtsauerstoffverbrauchs des linken Ventrikels fand sich eine Aufteilung der Narkosen in zwei Gruppen. Legt man den O_2-Verbrauch des in Ruhe arbeitenden Herzens mit 8–10 ml O_2/min · 100 g zugrunde, dann liegen die durch Ketamine-, Äther- und Lachgasnarkose sowie alleinige Dehydrobenzperidolgabe bedingten Werte (10,2–11,3 ml O_2/min · 100 g) an der oberen physiologischen Grenze.

Der O_2-Verbrauch in der zweiten Narkosegruppe – Methoxyflurane, Halothane, Piritramid und die komplette NLA (DHB und Fentanyl) – liegt dagegen in einem signifikant niedrigeren Bereich (7,0–7,9 ml O_2/min · 100 g) an bzw. unter den physiologischen Grenzwerten. Die unterschiedliche Wirkung von DHB und Fentanyl auf die Hämodynamik und den Sauerstoffverbrauch des Herzens wurde schon in einer früheren Publikation [37] von uns beschrieben. SONNTAG u. Mitarb. [65] haben diese gegensätzlichen Effekte der beiden Komponenten der NLA inzwischen durch Untersuchungen am Menschen bestätigt.

Zwischen dem in konventioneller Weise gemessenen Sauerstoffverbrauch ($\dot{V}_{cor}$ · avD-O_2) und dem mit Hilfe des komplexen hämodynamischen

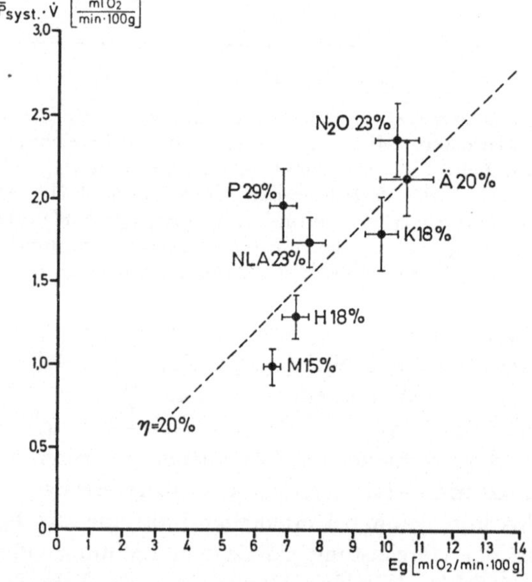

Abb. 21. Konventioneller Wirkungsgrad (η) des linken Ventrikels bei den verschiedenen Narkosen. Die Ordinate entspricht der geleisteten äußeren Herzarbeit, umgerechnet in ml O_2/min · 100 g, die Abszisse dem Gesamtsauerstoffverbrauch des linken Ventrikels (E_g). Beide Werte sind auf 100 g linker Ventrikel bezogen. Die gestrichelte Linie gibt einen angenommenen Wirkungsgrad von 20 % wieder. $\bar{P}_{syst}$ = mittlerer systolischer Druck; $\dot{V}$ = HZV pro 100 g linker Ventrikel; P = Piritramid-, N_2O = Lachgas-, Ä = Äther-, K = Ketamine-, H = Halothane-, M = Methoxyflurane-Narkose. NLA = Neuroleptanalgesie. %-Werte = Wirkungsgrad in Prozent. Piritramid (29 %), N_2O und die NLA bedingen die höchsten, Ketamine, Halothane und besonders Methoxyflurane (15 %) die kleinsten Wirkungsgrade

Parameter bestimmten Wert (E_g) ergab sich eine gute Übereinstimmung. Ob die Abweichung bei Ketamine in Richtung eines größeren konventionellen Meßwerts durch eine Steigerung des Basalstoffwechsels bedingt ist, läßt sich in Anbetracht des kleinen Kollektivs und der Fehlerbreite der Methoden im Rahmen dieser Untersuchungen nicht klären.

Es läßt sich also folgern, daß der Sauerstoffverbrauch des Herzens in Narkose überwiegend durch die mit dem Parameter erfaßten hämodynamischen Größen bestimmt wird. Zusätzliche Stoffwechseleffekte wie sie von DUDZIAK am durch Kalium stillgestellten Herzen für Halothane gemessen wurden, spielen im Rahmen des Energiebedarfs des schlagenden Herzens keine Rolle. Die von EBERLEIN veröffentlichten Daten über den O_2-Verbrauch und die Coronardurchblutung des Herzens stimmen in der Größenordnung mit unseren Befunden überein. Aus dieser Arbeit können jedoch nur Halothane und Äther mit unseren Befunden verglichen werden, da die übrigen von uns angewendeten Narkosen von EBERLEIN nicht untersucht wurden. Die Äthernarkose führte auch bei unseren Experimenten zu den höchsten Werten der Coronardurchblutung und einer entsprechend hohen coronarvenösen Sauerstoffsättigung. Eine maximale Coronardilatation konnten wir mit Äther jedoch nicht erzielen. Dieser Unterschied gegenüber den Befunden von EBERLEIN ist möglicherweise durch eine unterschiedliche Narkosedauer bedingt. Der höhere Wert des Sauerstoffbedarfs des Herzens bei Ketaminenarkose entspricht gut den Befunden, die von SONNTAG u. Mitarb. [64, 65] am Menschen erhoben wurden.

Die Hauptaufgabe des Herzens besteht darin, durch die Erzeugung eines ausreichenden Drucks und Herzzeitvolumens die peripheren Organe mit Sauerstoff zu versorgen. Diese äußere Herzarbeit – $\bar{P}_{syst} \cdot HZV^2$ – wird um so ökonomischer geleistet, je weniger Sauerstoff das Herz selbst dafür aufwenden muß. Aus dem Verhältnis von äußerer Herzarbeit zum O_2-Verbrauch des linken Ventrikels ergibt sich so der Wirkungsgrad der Herztätigkeit. In Abbildung 21 ist der Wirkungsgrad des linken Ventrikels für die untersuchten Narkosen dargestellt. Auf der Ordinate ist die äußere Herzarbeit – bezogen auf 100 g Ventrikelgewicht und auf ml O_2/min · 100 g umgerechnet – aufgetragen. Die Abszisse zeigt den Gesamtsauerstoffverbrauch (E_g) des linken Ventrikels. Die gestrichelte Linie gibt einen angenommenen Wirkungsgrad von 20% für den linken Ventrikel wieder. Der Wirkungsgrad des linken Ventrikels nimmt in folgender Reihenfolge der

---

[2] Die Gesamtarbeit eines Ventrikels ergibt sich theoretisch aus der „Druck-Volumenarbeit" und der „Beschleunigungsarbeit". Letztere macht in unseren an kreislaufgesunden Hunden durchgeführten Narkoseexperimenten nur etwa 1–2 % der Gesamtarbeit aus und kann daher vernachlässigt werden. Die Beschleunigungsarbeit kann jedoch bei Vorliegen einer Aortensklerose oder Aortenklappenfehlern bis auf 25 % der Gesamtarbeit des linken Ventrikels ansteigen.

Narkosen ab: *Piritramid 29%* (151 mmHg; 2,03 l/min · 100 g), *N_2O 23%* (128 mmHg; 3,03 l/min · 100 g), NLA 23% (95 mmHg; 2,85 l/min · 100 g), *Äther 20%* (134 mmHg; 2,48 l/min · 100 g), *Ketamine 18%* (129 mmHg; 2,21 l/min · 100 g), *Halothane 18%* (97 mmHg; 2,06 l/min · 100 g) und *Methoxyflurane 15%* (88 mmHg; 1,72 l/min · 100 g). Die in den Klammern dargestellten Werte geben den mittleren systolischen Druck und das HZV pro 100 g linker Ventrikel wieder. Die Herzarbeit kann also einmal durch eine Drucksteigerung wie bei Piritramidnarkose bzw. durch ein relativ großes HZV wie bei der NLA anwachsen. Analog resultieren in Ketamine- und Halothanenarkose bei gleichem Wirkungsgrad – bezogen auf den zugehörigen Sauerstoffverbrauch – die unterschiedlichen Werte für die Herzarbeit einmal aus einem relativ höheren Druck und einem mittelgroßen HZV (Ketamine) bzw. einem niedrigeren Druck und einem anteilmäßig größeren HZV (Halothane). Bei Methoxyflurane schließlich sind Druck und Auswurfvolumen gleichermaßen klein.

Da äußere Herzarbeit ausschließlich in der Auswurfphase geleistet wird, kann unter Verwendung des mit dem komplexen Parameter berechneten

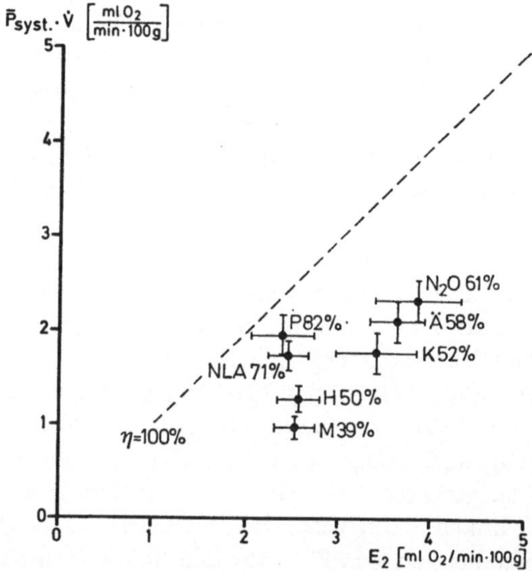

Abb. 22. Wirkungsgrad (η) der Haltebetätigungsphase des linken Ventrikels bei verschiedenen Narkosen. Die Ordinate entspricht der Abbildung 21, die Abszisse gibt den O_2-Verbrauch der Haltebetätigung (E_2) wieder. Die gestrichelte Linie stellt einen Wirkungsgrad der Haltebetätigungsphase von 100% dar. Die Bedeutung der Symbole für die Narkosen entsprechen Abbildung 21. Die %-Werte drücken den Wirkungsgrad des linken Ventrikels in der Haltebetätigungsphase aus. Unter Piritramidnarkose (82%) und NLA (71%) ergeben sich extrem hohe, unter Ketamine (52%), Halothane (50%) und besonders Methoxyflurane (39%) dagegen erheblich schlechtere Wirkungsgrade für die Haltebetätigung

Energiebedarfs der Haltebetätigung (E_2) auch ein spezieller Wirkungsgrad für die Phase des Auswurfs bzw. der Haltebetätigung bestimmt werden. In Abbildung 22 ist auf der Abszisse der O_2-Verbrauch der Haltebetätigung, auf der Ordinate – wie in Abbildung 21 – die äußere Herzarbeit aufgetragen. Die gestrichelte Linie entspricht einem „Wirkungsgrad der Haltebetätigungsphase" von 100%. Dieser liegt unter den untersuchten Narkosen bei Piritramid (82%) und der NLA (71%) mit Abstand am höchsten. N_2O (61%) und Äther (58%) führen zu einem etwas geringeren Wirkungsgrad der Haltebetätigung. Unter Ketamine (52%), Halothane (50%) und Methoxyflurane (39%) ist die Auswurfphase dagegen weniger ökonomisch. Die Beeinträchtigung der Ökonomie der Haltebetätigung bei Halothane und besonders bei Methoxyflurane wird aus der vorangegangenen Diskussion verständlich. Infolge der starken Beeinträchtigung der Spannungsentwicklung durch diese Narkosen muß das Herz kompensatorisch im Rahmen der Haltebetätigung relativ viel Energie aufwenden, um die geforderte Verdrängungsarbeit leisten zu können. Die zahlenmäßigen Unterschiede zwischen den beiden Wirkungsgraden in Halothane- und Methoxyfluranenarkose – beide Anaesthetica wirken stärker negativ inotrop – dürften z. T. auf einer unterschiedlichen Narkosetiefe beruhen. Der sehr hohe Wirkungsgrad für die Haltebetätigung bei der Piritramidnarkose beruht auf den fehlenden negativ inotropen Einflüssen und der niedrigen Herzfrequenz. Die günstigen Werte für die NLA sind in erster Linie Folge der α-Receptorenblockade und peripherer Dilatation durch DHB bei einer gleichzeitig wenig beeinträchtigten Spannungsentwicklung.

Die berechneten Werte für die beiden „Arten" von Wirkungsgraden sind bei Anwendung des Kruskal-Wallis-Tests auf dem 5%-Niveau signifikant unterschiedlich, d. h. sie lassen sich in beiden Fällen mit 95% Wahrscheinlichkeit keinem einheitlichen Grundkollektiv zuordnen.

B. Konsequenzen, die sich aus der Analyse des myokardialen Energiebedarfs bei den einzelnen Narkosen für deren differenzierte Anwendung in der Klinik – insbesondere bei pathologischen Kreislaufverhältnissen – ergeben

Aus der vorangegangenen Besprechung der in der vorliegenden Arbeit erhobenen Befunde lassen sich verschiedene Rückschlüsse hinsichtlich der Anwendung der einzelnen Anaesthesieverfahren bei Patienten mit pathologischen Herz-Kreislaufverhältnissen ziehen. Da das Herz für ein „Stoffwechsel-Steady-State" auf einen aeroben Energiegewinn angewiesen ist [42], hängt die „Güte der Sauerstoffversorgung" vom Verhältnis „Sauerstoffangebot zu Sauerstoffbedarf" ab. Unter physiologischen Bedingungen liegt das maximal mögliche O_2-Angebot um etwa den Faktor 5 über den höchsten im Rahmen dieser Narkoseuntersuchungen gemessenen Werten

des O_2-Verbrauchs. Bei nicht oder nur gering eingeschränkter Coronarreserve kann der bei den verschiedenen Narkosemethoden unterschiedliche
O_2-Bedarf – gleichgültig durch welche „Arbeitsprozesse" des Herzens er
überwiegend bestimmt wird – in jedem Fall durch eine autoregulative
Anpassung der Coronardurchblutung gedeckt werden. Die Anpassung der
Coronardurchblutung an den O_2-Bedarf bei den untersuchten Narkosen ist
aus Abbildung 23 ersichtlich. Die coronarvenöse O_2-Sättigung (Ordinate)
ist dem Energiebedarf (Abszisse) gegenübergestellt. Bei unterschiedlichem
Sauerstoffbedarf des Myokards unter den einzelnen Anaesthetika bleibt
– mit Ausnahme von Äther – die coronarvenöse O_2-Sättigung relativ kon-
stant (Normalbereich 30–40%). Der unterschiedliche O_2-Bedarf wird also
durch Veränderungen der Coronardurchblutung gedeckt (s. a. Tab. 6).
Äther führt dagegen zu erhöhten O_2-Sättigungswerten mit Verringerung
der avD-O_2, d. h. zu einer „Luxusdurchblutung" des Herzens. Äther nimmt
damit unter den untersuchten Narkosen in dieser Hinsicht eine Ausnahme-
stellung ein.

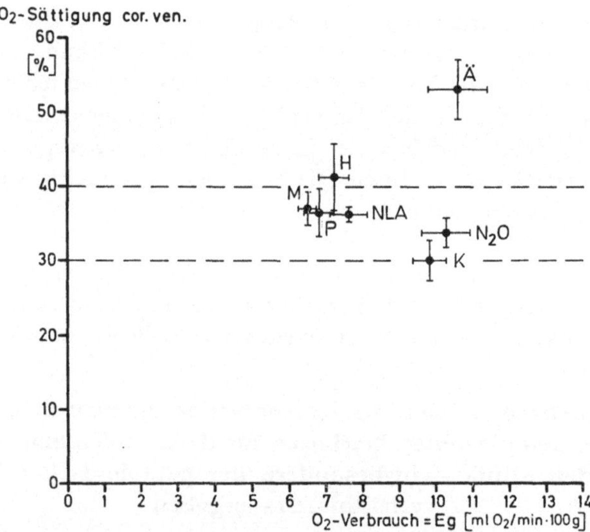

Abb. 23. Bilanz von Sauerstoffbedarf und Sauerstoffangebot des Herzens nach
dem Verhalten der coronarvenösen O_2-Sättigung bei den untersuchten Narkosen.
Die Ordinate gibt die coronarvenöse O_2-Sättigung, die Abszisse den O_2-Ver-
brauch des linken Ventrikels (E_g) wieder. Die gestrichelten Linien umgrenzen
den physiologischen Bereich der coronarvenösen O_2-Sättigung (30–40 %). Bei fast
allen Narkosen liegt die coronarvenöse O_2-Sättigung – trotz unterschiedlichen
O_2-Verbrauchs des Herzens – im physiologischen Bereich. Der O_2-Bedarf wird
also durch eine autoregulative Anpassung der Coronardurchblutung gedeckt.
Äther fällt mit einer hohen coronarvenösen O_2-Sättigung (53 %) aus dem Rahmen. Die Coronardurchblutung ist dementsprechend hoch. Unter Äther liegt
also eine „Luxusdurchblutung" des Herzens vor

1. Konsequenzen für die Narkose beim Patienten mit eingeschränkter Coronarreserve. Bei einer eingeschränkten Coronarreserve infolge Coronarsklerose oder einer Erhöhung der myokardialen Komponente des Coronarwiderstands (9) liegen die Verhältnisse jedoch anders. Der autoregulative Anpassungsmechanismus ist weitgehend erschöpft, und die Coronardurchblutung folgt überwiegend einer linearen Druck-Durchflußbeziehung. In diesem Fall ist die Größe des mittleren diastolischen Perfusionsdrucks für die Durchblutung determinierend. Die Verhältnisse werden dadurch kompliziert, daß mit der Erhöhung des diastolischen Drucks im allgemeinen auch eine Steigerung des systolischen Aortendrucks einhergeht, und letzterer einen vermehrten Sauerstoffbedarf nach sich zieht.

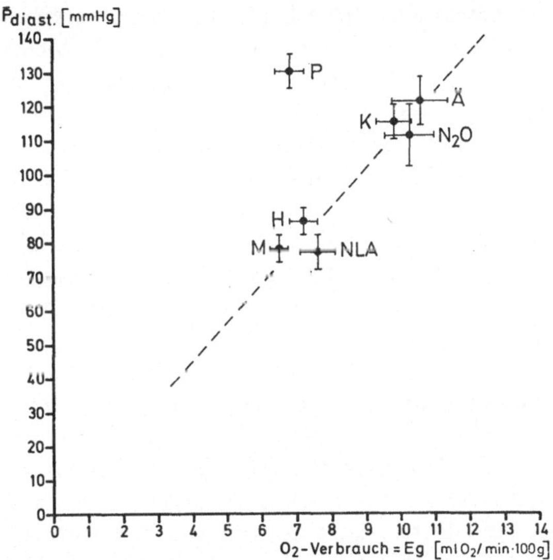

Abb. 24. Verhältnis von Sauerstoffbedarf und Sauerstoffangebot des Herzens bei den untersuchten Narkosen. Das O_2-Angebot – das Produkt aus arteriellem O_2-Gehalt und Coronardurchblutung – ist hier unter der Voraussetzung eines konstanten arteriellen O_2-Gehalts und unter der Annahme eines fixierten Coronarwiderstands (erschöpfte Coronarreserve) durch den coronaren Perfusionsdruck wiedergegeben. Die Ordinate gibt den coronaren Perfusionsdruck (mittlerer diastolischer Aortendruck) wieder. Auf der Abszisse ist wie in Abbildung 23 der myokardiale Energiebedarf aufgetragen. Bei einer stark eingeschränkten Coronarreserve erfolgt die Anpassung der Coronardurchblutung überwiegend im Sinne einer linearen Druck-Durchflußbeziehung. Bei steigendem Energiebedarf kann die Coronardurchblutung vorwiegend nur über eine Erhöhung des Perfusionsdruckes erfolgen; ein mit gleichzeitigem Anstieg des systolischen Drucks einhergehender O_2-Mehrbedarf muß dabei in Kauf genommen werden. Durch die spezielle hämodynamische Situation bei Piritramidnarkose wird ohne stärkeren Anstieg des O_2-Bedarfs ein relativ hoher Perfusionsdruck aufrechterhalten

Quantitative Überlegungen zu diesem Problem finden sich bei BRETSCHNEI-
DER [10]. In Abbildung 24 wird die Größe des mittleren diastolischen
Aortendrucks, des coronaren Perfusionsdrucks (Ordinate), mit dem Sauerstoffverbrauch (E_g) (Abszisse) verglichen. Unter Bezugnahme auf ein Herz
mit stark eingeschränkter Coronarreserve und der erwähnten linearen
Druck-Durchflußbeziehung unter solchen Bedingungen lassen sich folgende
Schlüsse ziehen: 1. Wie zu erwarten steigt der O_2-Verbrauch des Herzens bei fast allen Narkosen mit steigendem Aortendruck an. 2. Unter bestimmten Bedingungen – langsame Frequenz und optimaler Ablauf des
Contractionsvorgangs – kann wie im Fall der Piritramidnarkose ein ver-
gleichsweise hoher Perfusionsdruck ohne einen entsprechend hohen Sauerstoffverbrauch aufrecht erhalten werden. Trotz eines ähnlichen E_g-Wertes
liegt der mittlere diastolische Druck bei der Piritramidnarkose mit 130mm Hg
weit über den Werten von Halothane (86 mmHg), Methoxyflurane (78
mmHg) und der NLA (77 mmHg). Bei hochgradig eingeschränkter
Coronarreserve sollte man eine stärkere Senkung des Aortendrucks, wie
er bei Halothane und Methoxyflurane schon bei geringer „Überdosierung"
und auch nach höheren Dosen von DHB infolge der α-Receptorenblockade,
insbesondere bei Vorliegen einer Hypovolämie, vorkommt, nach Möglichkeit vermeiden. Narkosen, die wie Ketamine- und Äthernarkose zu Tachykardie und Hypertonus führen können, sollten wegen der Steigerung des
myokardialen Sauerstoffbedarfs unter solchen Umständen mit Vorsicht angewendet werden.

2. Konsequenzen für die Narkose beim hypertonen Patienten. Da
beim „Altershypertonus" eine generalisierte Arteriosklerose vorliegt (einschließlich Coronarsklerose), muß in Hinsicht auf die Organdurchblutung
bei der Narkoseführung – wie beim Coronarpatienten – auf die Aufrechterhaltung eines suffizienten Aortendrucks geachtet werden. Ein stärkerer
Abfall des Blutdrucks führt besonders im Cerebrum schnell zu irrever-
siblen Schäden. Chronische Druckbelastung führt im Zusammenhang mit
einer Dilatation des Herzens zu einem verhältnismäßig großen Anteil des
O_2-Verbrauchs der Haltebetätigung. Narkosemethoden, welche stärker
negativ inotrop wirken (Halothane und Methoxyflurane), müssen deshalb
bei solchen Patienten besonders vorsichtig dosiert werden.

Die Anwendung blutdrucksteigernder Narkotica, wie z. B. Ketamine,
gilt beim fixierten Hypertonus wegen der Gefahr einer weiteren Steigerung
des schon erhöhten myokardialen O_2-Bedarfs bzw. der Möglichkeit des
Auftretens eines hämorrhagischen Hirninfarkts als relative Contraindika-
tion (41).

3. Konsequenzen für die Narkose bei Vorliegen einer Herzinsuffizienz.
Das insuffiziente Herz vermag keine rasche Spannungsentwicklung zu lei-

sten. Der Energiebedarf der Haltebetätigung überwiegt deshalb (Dilatation des Ventrikels, relativ lange Auswurfdauer). Negativ inotrop wirkende Anaesthetica (Halothane, Methoxyflurane) können bei zu tiefer Narkose leicht zum Herzversagen führen. In solchen Fällen ist Ketamine zur Narkoseeinleitung bzw. auch Äther und Narkosen mit Morphinderivaten (z. B. Piritramid) der Vorzug zu geben. Für Patienten, die im sog. kardiogenen – nicht dagegen im vasomotorischen – Schock operiert werden müssen, kann die Kombination von Fentanyl und Dehydrobenzperidol von entscheidendem Vorteil sein, da die durch DHB erzeugte Blockade der α-Receptoren den peripheren Widerstand vermindert, und so die Ökonomie der Auswurfphase verbessert wird.

4. Konsequenzen für die Narkose in der Herzchirurgie. Alle besprochenen Inhalationsnarkosen – Halothane, Methoxyflurane, Äther – die NLA und auch Piritramid-Narkose finden in der Herzchirurgie Verwendung. Abgesehen von den vorgenannten Betrachtungen, die die gestörte Myokard- und Coronarfunktion betreffen, können für bestimmte pathologische hämodynamische Zustände einige spezielle Erwägungen angestellt werden. Liegt eine erhebliche Mitralstenose vor, die zu ungenügender Füllung des linken Ventrikels führt, sind solche Narkoseverfahren zu vermeiden, die eine Tachykardie und damit eine Verminderung der diastolischen Füllung zur Folge haben. Das betrifft sowohl eine zu oberflächliche Narkose (z. B. reine N_2O-Analgesie) als auch Ketamine und Äther. Das dilatierte, spannungsbelastete Herz bei Aorteninsuffizienz ist dagegen besonders bei einer zu hohen Dosierung negativ inotrop wirkender Narkosen – Halothane und Methoxyflurane – gefährdet. Bei einem Patienten mit einer Aortenstenose ist – besonders im Spätstadium – die Coronardurchblutung oft nicht ausreichend, um den durch die Erhöhung des Ventrikeldrucks bedingten vermehrten Sauerstoffbedarf zu decken. Eine zusätzliche Belastung des Ventrikels durch eine „Narkosetachykardie" kann das schon bestehende Mißverhältnis von Sauerstoffangebot zu Sauerstoffbedarf kritisch verschlechtern, zumal damit die durch die verlängerte Auswurfdauer verkürzte Diastolendauer weiter verringert wird.

Wird im Rahmen von Operationen am offenen Herzen ein künstlicher Herzstillstand geplant, sollten grundsätzlich Anaesthesiemethoden bevorzugt werden, bei denen die Ischämietoleranz des Herzens besonders günstig ist [67, 68]. Die Ischämietoleranz ist ihrerseits mit dem O_2-Verbrauch des Herzens in reciproker Weise korreliert.

Die unter der Einwirkung der verschiedenen Anaesthesieverfahren mit Hilfe des komplexen hämodynamischen Parameters in der vorliegenden Arbeit vorgenommene Analyse des Sauerstoffbedarfs des linken Ventrikels ermöglicht eine theoretische Betrachtung der Indikations- und Contraindikationsstellung für die einzelnen Anaesthesiemethoden, die auf alle pathologischen Situationen von Herz und Kreislauf anwendbar ist. Im Rahmen dieser Arbeit konnten nur einige Beispiele diskutiert werden, die lediglich einen Ausschnitt aus dem Krankengut mit eingeschränkter Herz-Kreislauf-funktion darstellen, das dem praktischen Anaesthesisten täglich begegnet. Eine theoretisch begründete Indikationsstellung für jede Narkosemethode bietet im Einzelfall in Verbindung mit der Beherrschung der jeweiligen Narkosetechnik durch den Anaesthesisten die Chance, das „Risiko durch Narkose" für den kreislaufkranken Patienten zu vermindern.

VI. Zusammenfassung

An intakten Hunden wurde der Einfluß einer Äther-, Halothane-, Ketamine-, Methoxyflurane-, N_2O- und Piritramidnarkose sowie einer Neuroleptanalgesie auf den Sauerstoffverbrauch des linken Ventrikels untersucht. Für jede Narkose wurden Messungen an 7–9 Versuchstieren im Steady-State durchgeführt. Die Tiere wurden bei Kontrolle des inspiratorischen O_2- und exspiratorischen CO_2-Gehalts bei allen Narkoseuntersuchungen zusätzlich mit einem N_2O/O_2-Gemisch (80%:20%) kontrolliert beatmet (IPPB, Normoventilation). Der Sauerstoffverbrauch des linken Ventrikels wurde einmal in konventioneller Weise ($\dot{V}_{cor} \cdot avD\text{-}O_2$) gemessen; zum anderen erfolgten Parallelbestimmungen des O_2-Verbrauchs (E_g) mit Hilfe eines neuen komplexen hämodynamischen Parameters ($E_g = E_0 + E_1 + E_2 + E_3 + E_4$) (BRETSCHNEIDER et al.). Zwischen beiden Werten ergab sich im Mittel eine gute Übereinstimmung. Nur in Ketaminenarkose lag der Wert für „$\dot{V}_{cor} \cdot avD\text{-}O_2$" um 15% über dem E_g-Wert. Die Narkosen ließen sich hinsichtlich des myokardialen O_2-Verbrauchs in zwei signifikant unterschiedliche Gruppen einteilen: In Äther-, Ketamine- und N_2O-Narkose sowie nach der alleinigen Injektion von Dehydrobenzperidol wurden O_2-Verbrauchswerte zwischen 10,2 ml und 11,3 ml O_2/min 100 g gemessen. Diese Werte liegen an der oberen Grenze des physiologischen Bereichs für das „normalschlagende" Herz. Die zweite Gruppe umfaßt Narkosen mit einem niedrigeren myokardialen Energiebedarf zwischen 7,0 und 7,9 ml O_2/min $\cdot$ 100 g. Dazu gehören Piritramid-, Halothane- und Methoxyfluranenarkose sowie die komplette Neuroleptanalgesie (DHB und Fentanyl). Unter Verwendung des komplexen hämodynamischen Parameters wurde der Sauerstoffverbrauch des linken Ventrikels in die einzelnen energieverbrauchenden Prozesse der Herztätigkeit aufgeschlüsselt (Glieder E_0, E_1, E_2, E_3, E_4 des Parameters). Die beiden quantitativ wichtigsten Glieder des Parameters, $E_2 = O_2$-Bedarf der Haltebetätigung und $E_3 = O_2$-Bedarf der Spannungsentwicklung, machen zusammen bei allen Narkosen im Mittel etwa 80% des Gesamtenergiebedarfs aus. Das Verhältnis des Energiebedarfs der Spannungsentwicklung (E_3) zum Energiebedarf der Haltebetätigung (E_2) variiert unter den verschiedenen Narkosen. Bei Äther-, Ketamine-, N_2O- und Piritramidnarkose sowie bei der NLA überwiegt der Energiebedarf der Spannungsentwicklung. Halothane- und Methoxyflurane-Anaesthesie führen dagegen zu einem relativ großen Anteil des Energiebedarfs der Haltebetätigung infolge stärkerer Beeinträchtigung der Spannungsentwicklung.

Der Wirkungsgrad des Herzens wurde bei allen Narkosen in konventioneller Weise als Verhältnis der Verdrängungsarbeit zum Gesamt-O_2-Verbrauch (E_g) des linken Ventrikels und als „Wirkungsgrad der Haltebetätigung", d. h. als Verhältnis der Verdrängungsarbeit zum O_2-Verbrauch der Haltebetätigung (E_2), ermittelt. Nach beiden Kriterien fand sich bei den stärker negativ inotrop wirkenden Anaesthetica Halothane und Methoxyflurane ein geringer, bei Piritramid- und N_2O-Narkose sowie bei der NLA ein hoher Wirkungsgrad. Die verschiedenen hämodynamischen Veränderungen bei den Narkosen – insbesondere Unterschiede im Druck-, Frequenz-, Ventrikelvolumen- und Inotropie-Verhalten – werden diskutiert.

Aus den Resultaten ergeben sich eine Reihe von Schlußfolgerungen für die Klinik. Bei coronargesunden Patienten kann ein unterschiedlicher Sauerstoffbedarf des Herzens durch eine Anpassung der Coronardurchblutung gedeckt werden. Im Falle einer ausgeprägten Coronarsklerose – die Coronardurchblutung folgt hier vornehmlich einer linearen Druck-Durchfluß-Beziehung – muß ein bestimmter, ausreichend hoher diastolischer Perfusionsdruck aufrechterhalten werden. Das Verhältnis von diastolischem Druck in der Aorta zum Sauerstoffverbrauch des linken Ventrikels liegt bei Piritramidnarkose mit Abstand am günstigsten. Stärker negativ inotrop wirkende Anaesthetica, wie Halothane und Methoxyflurane, müssen bei Vorliegen einer Coronarsklerose vorsichtig dosiert werden (Druckabfall!). Frequenzsteigernde Narkosen, wie Ketamine, sollten in solchen Fällen wegen der Steigerung des O_2-Verbrauchs mit Vorsicht angewandt werden. Spezielle Gesichtspunkte für eine differenzierte Anwendung der Narkosen bei Herzklappenfehlern, Myokardinsuffizienz, Hochdruck und Operationen am offenem Herzen werden diskutiert.

Die im Rahmen der konventionellen Messung des O_2-Verbrauchs erhobenen Befunde (Coronardurchblutung, coronarvenöse O_2-Sättigung) werden mit den Literaturangaben verglichen. Unter Äthernarkose fanden wir in Übereinstimmung mit anderen Autoren besonders hohe coronarvenöse O_2-Sättigungswerte und eine entsprechende „Luxusdurchblutung" des Herzens.

Aufgrund der guten Übereinstimmung zwischen dem konventionell gemessenen und dem mittels des hämodynamischen Parameters bestimmten O_2-Verbrauch läßt sich ein quantitativ bedeutender – nicht hämodynamisch bedingter – Effekt der Narkosen, mit Ausnahme der Ketaminenarkose, auf den Energiebedarf des Herzens ausschließen. Ob im Fall der Ketaminenarkose – hier liegt der Wert für „$\dot{V}_{cor} \cdot$ avD-O_2" um 15% über dem E_g-Wert – eine zusätzliche Stoffwechselsteigerung (Basalstoffwechsel) eine Rolle spielt, läßt sich mit der in dieser Arbeit angewendeten Methodik nicht endgültig entscheiden.

VII. Summary

The influence of various anesthetics-ether, halothane, ketamine, methoxyflurane, nitrous oxide, piritramide and neuroleptanesthesia (nla = droperidol plus fentanyl) – on the oxygen consumption of the left ventricle was investigated in 7–9 closed chest dogs. The experiments were carried out under controlled ventilation with nitrous oxide and oxygen (80%: 20%). The O_2-consumption of the left ventricle was measured simultaneously by two independent technics: first by the conventional way ($M\dot{V}O_2 = \dot{V}_{cor} \cdot avD\text{-}O_2$) measuring myocardial blood flow with a pitot-catheter after BRETSCHNEIDER and secondly by means of a new complex hemodynamic parameter for estimation of myocardial O_2-consumption which consists of five additive determinants ($E_T = E_0 + E_1 + E_2 + E_3 + E_4$) (BRETSCHNEIDER et al., 1970). Except for ketamine both methods of determination of myocardial O_2-consumption showed a good correlation. Ketamineanesthesia produced a 15% greater mean value for „$\dot{V}_{cor} \cdot avD\text{-}O_2$“ compared with the calculated E_T. After the degree of oxygen consumption the anesthetics devided in two groups: ether, N_2O, and ketamine as well as the sole application of droperidol caused a myocardial oxygen consumption in the range from 10.2–11.3 ml O_2/min $\cdot$ 100 g close to the upper limit of the O_2-consumption of the "normal beating" heart. In the contrary halothane, methoxyflurane, piritramide and the complete nla (after additional injection of fentanyl following droperidol) led to a significant lower myocardial O_2-consumption between 7.0 and 7.9 ml O_2/min $\cdot$ 100 g at the lower limit of the physiological range. The use of the complex hemodynamic parameter allowed to differentiate the total myocardial O_2-consumption (E_T) into the five O_2-consuming working processes (E_0, E_1, E_2, E_3, E_4) of the heart. Quantitatively the determinants E_2-oxygen cost of maintenance of tension- and E_3-oxygen cost of development of tension-represented under all anesthetic conditions about 80% of E_T. Therefore, the relation of E_3 to E_2 under the influence of the various anesthetics was of special interest. Ether-, ketamine-, N_2O-, piritramide- and neurolept-anesthesia produced a significant greater oxygen cost of development of tension (E_3) than oxygen cost of maintenance of tension (E_2), indicating an unimpaired inotropic function of the heart. Against, anesthetics which reduce the contractility of the myocardium, halothane and methoxyflurane, led to relative greater values of E_2. Considering the efficiency of the heart under the influence of anesthesia, two types of cardiac efficiency were calculated; first the conventional cardiac efficiency and secondly the efficiency of maintenance of tension, i.e. the relation of external heart work to the oxygen cost of maintenance of tension during the ejection period (E_2). After both criterias the efficiency of the left ventricle especially in piritramide-, N_2O- and neuroleptanesthesia was greater than in halothane- and methoxyfluraneanesthesia.

From our experimental datas a number of conclusions in respect to clinical application of different anesthetics can be drawn. In patients with a normal function of the coronary system autoregulation of coronary blood flow covers the oxygen demand of the heart, varying between the anesthetics, without difficulty. In patients suffering from coronary heart disease autoregulation is deteriorated and myocardial blood flow mainly depends on the coronary perfusion pressure, i.e. the mean diastolic aortic pressure. Particularly in piritramide anesthesia the heart can maintain a high perfusion pressure without increasing its oxygen demand critically. Because of their negative inotropic effects which may cause a dangerous pressure drop halothane and methoxyflurane have to be used with great care in patients with a reduced coronary reserve. Ether and ketamine which increase the heart rate and thus augment $M\dot{V}O_2$ should be employed with reserve in that type of patients.

Special aspects of differential application of anesthetic methods in patients with heart valve diseases, myocardial insufficiency, vascular hypertension as well as in open heart surgery are discussed.

Regarding myocardial blood flow during anesthesia our experimental data are in correspondance with the literature. Only ether produced a specific coronary vasodilation accompanied by an increase of coronary venous O_2-saturation ("luxury perfusion" of the heart).

Since, except for ketamine, both methods of determination of myocardial oxygen consumption showed a good correlation, it can be concluded that $M\dot{V}O_2$ differences under anesthetic conditions mainly are of hemodynamic nature. Quantitatively, metabolic effects of anesthesia on myocardial O_2-consumption are not of importance. If the 15% greater value for "$\dot{V}_{cor} \cdot avD\text{-}O_2$" in ketamineanesthesia points to a greater metabolic effect, which is not caused by hemodynamic changes, cannot be decided by the methods employed in this work.

VIII. Literatur

1. ARNOLD, G., DUDZIAK, R., LOCHNER, W.: Der Sauerstoffverbrauch des isolierten, perfundierten Rattenherzens bei und nach verschiedenen Formen des Herzstillstandes. Pflügers Arch. ges. Physiol. **281**, 13 (1964).
2. — KOSCHE, F., MIESSNER, E., NEITZERT, A., LOCHNER, W.: The importance of the perfusion pressure in the coronary arteries for the contractility and the oxygen consumption of the heart. Pflügers Arch. ges. Physiol. **299**, 339 (1968).
3. BING, R. J., HEIMBECKER, R., FALHOLT, W.: An estimation of the residual volume of blood in the right ventricle of normal and diseased human heart in vivo. Amer. Heart J. **42**, 483 (1951).
4. BONHOEFFER, K.: Der Sauerstoffverbrauch des normo- und hypothermen Hundeherzens während verschiedener Formen des induzierten Herzstillstandes. Bibl. cardiol. (Basel) Vol. 18, 1967.
5. BONIFACE, K. J., BROWN, J. M., KRONEN, P. S.: The influence of some inhalation anesthetic agents on the contractile force of the heart. J. Pharmacol. exp. Ther. **113**, 64 (1955).
6. BOWDITCH, H. P.: Über die Eigentümlichkeiten der Reizbarkeit, welche die Muskelfasern des Herzens zeigen. Ber. Sächs. Ges. Akad. Wiss. 652 (1871).
7. BRAUNWALD, E., ROSS, J., SUNNENBLICK, E. H.: Mechanisms of contraction of the normal and failing heart. New Engl. J. Med. **277**, 910 (1967).
8. BRAUNWALD, E.: Control of myocardial oxygen consumption. Amer. J. Cardiol. **27**, 416 (1971).
9. BRETSCHNEIDER, H. J.: Aktuelle Probleme der Koronardurchblutung und des Myokardstoffwechsels. Regensburg. Jb. ärztl. Fortbild. **XV**, 1 (1967).
10. — Pharmakologie koronarwirksamer Mittel vom Aspekt der Pathophysiologie. Nauheimer Fortbildungs-Lehrgänge **33**, 69 (1968).
11. — COTT, L. A., HENSEL, I., KETTLER, D., MARTEL, J.: Ein neuer komplexer hämodynamischer Parameter aus 5 additiven Gliedern zur Bestimmung des O_2-Bedarfs des linken Ventrikels. Pflügers Arch. ges. Physiol. **319**, H. 3/4, R. 14 (1970).
12. — COTT, L. A., HELLIGE, G., HENSEL, I., KETTLER, D., MARTEL, J.: A new haemodynamic parameter consisting of 5 additive determinants for estimation of the O_2-consumption of the left ventricle, p. 663. Proc. Internat. Union Physiol. Sci. IX. XXV. Internat.-Congr. Munich 1971.
13. — MARTEL, J., HELLIGE, G., HENSEL, I., KETTLER, D.: Korrelationen des endsystolischen Ventrikel-Volumens pro Gewichtseinheit (ESV/100 g) zu Potenzfunktionen des arteriellen Druckes und der ventrikulären Druckanstiegsgeschwindigkeit (dp/dt_{max}). Pflügers Arch. ges. Physiol. **332** Suppl., R. 35 (1972).
14. — Die hämodynamischen Determinanten des myokardialen Sauerstoffverbrauchs. In: DENGLER, H. J.: (ed.): Die therapeutische Anwendung β-sympathikolytischer Stoffe, p. 45. Stuttgart-New York 1972.
15. — Die haemodynamischen Determinanten des O_2-Bedarfs des Herzmuskels. Arzneimittel-Forsch. (Drug Res.) **21**, 1515 (1971).

16. BREWSTER, W. R., ISAACS, J. P., WAINO-ANDERSEN, T.: Depressant effect of ether on myocardium of the dog and its modification by reflex release of epinephrine and nor-epinephrine. Amer. J. Physiol. **175**, 399 (1953).

17. BRITMAN, N. A., LEVINE, H. J.: Contractile element work: a major determinant of myocardial oxygen consumption. J. clin. Invest. **43**, 1397 (1964).

18. BURNS, J. W., COVELL, J. W.: A comparison of the energy cost of external and tension generation work in the left ventricle. Fed. Proc. **29**, 450 (1970).

19. COHEN, P. J., MARSHALL, B. E., LECKY, J.: Effects of halothane on mitochondrial oxygen uptake. Anesthesiology **30**, 337 (1968).

20. COLEMAN, H. N.: Effect of alterations in shortening and external work on oxygen consumption of cat papillary muscle. Amer. J. Physiol. **214**, 100 (1968).

21. — SONNENBLICK, E. H., BRAUNWALD, E.: Myocardial oxygen consumption associated with external work. The fenn effect. Amer. J. Physiol. **217**, 291 (1969).

22. DUDZIAK, R.: Über die Wirkung von Halothan, Fentanyl, Dehydrobenzperidol und Propanidid auf den Sauerstoffverbrauch und den Coronardurchfluß des Warmblüterherzens. Forschungsber. des Landes Nordrh.-Westf. No-1866, Köln-Opladen 1967.

23. EBERLEIN, H. J.: Koronardurchblutung und Sauerstoffversorgung des Herzens unter verschiedenen CO_2-Spannungen und Anästhetika. Arch. Kreisl.-Forsch. **50**, 18 (1966).

24. ETSTEN, B. E., SHIMOSATO, S.: Myocardial contractility: Performance of the heart during anesthesia. In: FABIAN, L.: (ed.): Clinical Anesthesia, Vol. 3, p. 55. Anesthesia and the Circulation, Philadelphia 1964.

25. EVANS, C. L., MATSUOKA, Y.: Effect of various mechanical conditions on gaseous metabolism and efficiency of mammalian heart. J. Physiol. **49**, 378 (1915).

26. FEINBERG, H., KATZ, L. N., BOYD, E.: Determinants of coronary flow and myocardial oxygen consumption. Amer. J. Physiol. **202**, 45 (1962).

27. FINK, B. R., KENNY, G. E., SIMPSON III, W. E.: Depression of uptake in cell culture by volatile, barbiturate and local anesthetics. Anesthesiology **30**, 150 (1969).

28. FRANK, O.: Die Grundform des arteriellen Pulses. Z. Biol. **37**, 483 (1899).

29. GOLDBERG, A. H., ULBRICK, W. C.: Effects of halothane on isometric contractions of isolated heart muscle. Anesthesiology **28**, 838 (1967).

30. GRAHAM, T. P., COVELL, J. W., SONNENBLICK, E. H.: Control of myocardial oxygen consumption. Relative influence of contractile state and tension development. J. clin. Invest. **47**, 375 (1968).

31. HEMPELMANN, G., KETTLER, D., HOLZHÄUSER, H., HEMPELMANN, W., HENSEL, I., KARLICZEK, G., KIRCHNER, E.: Kombination von Piritramid und N_2O – ein neues Narkoseverfahren. Teil II: Untersuchungen am Menschen. Z. prakt. Anästh. Wiederbeleb. **6**, 339 (1971).

32. HENSEL, I., BRETSCHNEIDER, H. J.: Pitot-Rohr-Katheter für die fortlaufende Messung der Koronar- und Nierendurchblutung im Tierexperiment. Arch. Kreisl.-Forsch. **62**, 249 (1970).

33. — BRAUN, U., KETTLER, D., KNOLL, D., MARTEL, J., PASCHEN, K.: Untersuchungen über Kreislauf- und Stoffwechselveränderungen unter Ketamine-Narkose. Anaesthesist **21**, 44 (1972).

34. HILL, A. V.: The heat of shortening and the dynamic constants of muscle. Proc. Roy. Soc. Med. Ser. B. **126**, 136 (1938).

35. HOFFMEISTER, H. E., KREUZER, H., SCHOEPPE, W.: Der Sauerstoffverbrauch des stillstehenden, des leerschlagenden und des flimmernden Herzens. Pflügers Arch. ges. Physiol. **269**, 194 (1959).

36. Holt, J. P.: Estimation of the residual volume of the ventricle of the dog's heart by two indicator dilution technics. Circulat. Res. **4**, 187 (1956).
37. Kettler, D., Braun, U., Cott, L. A., Gethmann, J. W., Hensel, I., Bretschneider, H. J.: Hämodynamische Parameter und Sauerstoffverbrauch des Herzens unter Neuroleptanalgesie. In: Henschel, W. (ed.): Internat. Symposion über die postoperative Schmerzbekämpfung und 5. Bremer Neuroleptanalgesie-Symposion (im Druck).
38. — Braun, U., Cott, L. A., Heiss, H. W., Hensel, I., Martel, J., Paschen, K., Bretschneider, H. J.: Kombination von Piritramid und N_2O — ein neues Narkoseverfahren. Teil I: Tierexperimentelle Untersuchungen. Z. prakt. Anästh. Wiederbeleb. **6**, 329 (1971).
39. Klocke, F. J., Braunwald, E., Ross, J., jr.: Oxygen cost of electrical activation of the heart. Circulat. Res. **18**, 357 (1966).
40. Krebs, R.: Über die Beteiligung des basalen Sauerstoffverbrauchs, die Aktivierung des Myokards sowie hämodynamischer Parameter am Gesamtsauerstoffverbrauch des Herzens. Klin. Wschr. **48**, 767 (1970).
41. Kreuscher, H., Gauch, W.: Die Wirkung des Phencyclidinderivates Ketamine (CI 851) auf das kardiovaskuläre System des Menschen. Anesthesist **16**, 229 (1967).
42. Kübler, W.: Tierexperimentelle Untersuchungen zum Myokardstoffwechsel im Angina-pectoris-Anfall und beim Herzinfarkt. Bibl. cardiol. (Basel), Vol. 21, 1968.
43. Langrehr, D., Stolp, W.: Der Einfluß von Ketamine auf verschiedene Vitalfunktionen des Menschen. In: Kreuscher, H. (ed.): Anaesthesiologie u. Wiederbelebung, Vol. 40, p. 25. Ketamine. Berlin-Heidelberg-New York: Springer 1969.
44. Limbourg, P., Wende, W., Heinrich, H., Peiper, U.: Frequenzinotropic und Frank-Starling Mechanismus am Hundeherzen in situ unter natürlichem und künstlichem Herzantrieb. Pflügers Arch. ges. Physiol. **322**, 250 (1971).
45. Maas, A. H. J., Hamelink, M. L., de Leeuv, R. M. J.: An evaluation of the spectrophotometric determination of $Hb-O_2$, Hb-CO and Hb in blood with the CO-oximeter IL 182. Clin. chim. Acta **29**, 303 (1970).
46. Martel, J.: Vergleichende Messungen des $Hb-O_2$ mit dem CO-Oximeter und dem AO-Oximeter und Vergleich der Hb-Messung durch das CO-Oximeter mit der Hb-Cyan-Methode. (In Vorber.).
47. Mc Donald, R. H.: Developed tension: a major determinant of myocardial oxygen consumption. Amer. J. Physiol. **210**, 351 (1966).
48. — Myocardial heat production: its relationship to tension development. Amer. J. Physiol. **220**, 894 (1971).
49. Monroe, R. G.: Myocardial oxygen consumption during ventricular contraction and relaxation. Circulat. Res. **14**, 294 (1964).
50. Price, H. L.: Circulating adrenaline and noradrenaline during diethyl ether anesthesia in man. Clin. Sci. **16**, 377 (1957).
51. Price, H. L.: General anesthesia and circulatory homeostasis. Physiol. Rev. **40**, 187 (1960).
52. Rohde, W.: Über den Einfluß der mechanischen Bedingungen auf die Tätigkeit und den Sauerstoffverbrauch des Warmblüterherzens. Naunyn-Schmiedeberg's Arch. exp. Path. Pharmak. **68**, 401 (1912).
53. Sachs, L.: Statistische Auswertungsmethoden. Berlin-Heidelberg-New York Springer 1968.
54. Sarnoff, S. J., Braunwald, E., Welch, G. H., jr., Case, R. B., Stainsby, W. N., Macruz, R.: Hemodynamic determinants of oxygen consumption of the heart with special reference to the tension-time-index. Amer. J. Physiol. **192**, 148 (1958).

55. Schaper, W. K. A., Jageneau, A. H. M., Bogaad, J. M.: Hemodynamic and respiratory responses to dehydrobenzperidol, a potent neuroleptic compound in intact anesthetized dogs. Arzneimittel-Forsch. (Drug. Res.) **13**, 316 (1963).

56. Seifen, W., Mehmel, H.: Anticholinergic effects of ketamine. Fed. Proc. **283**, March/April (1971).

57. Shimosato, S., Li, T. H., Etsten, B.: Ventricular function during halothane anesthesia in closed chest dog. Circulat. Res. **12**, 63 (1963).

58. — Shanks, C., Etsten, B. E.: The effects of methoxyflurane and sympathetic-nerve stimulation on myocardial mechanics. Anesthesiology **29**, 538 (1968).

59. — Sugai, N., Etsten, B. E.: The effect of methoxyflurane on the inotropic state of myocardial muscle. Anesthesiology **30**, 506 (1969).

60. Soga, D., Brechtelsbauer, H., Beer, R.: Wirkung von Propanidid, Methohexital und Halothane auf die isometrische Kontraktion des isolierten Herzmuskels. Z. prakt. Anästh. Wiederbeleb. **6**, 226 (1971).

61. Sonnenblick, E. H., Ross, J., Covell, J. W., Braunwald, E.: Velocity of contraction as a determinant of myocardial oxygen consumption. Amer. J. Physiol. **209**, 919 (1965).

62. — — Braunwald, E.: Oxygen consumption of the heart. Amer. J. Cardiol. **22**, 328 (1968).

63. — The determinants of O_2-consumption of the heart. In: Reindell, H., Keul, J., Doll E., (ed.): Herzinsuffizienz, p. 271. Stuttgart 1968.

64. Sonntag, H., Kettler, D., Heiss, H. W., Tauchert, M., Regensburger, D., Paschen, K., Bretschneider, H. J.: Coronardurchblutung und myokardialer Sauerstoffverbrauch bei Patienten unter Ketamine. In: Anaesthesiologie und Wiederbelebung, Berlin-Heidelberg-New York: Springer (im Druck).

65. — Heiss, H. W., Knoll, D., Regensburger, D., Schenk, H.-D., Bretschneider, H. J.: Über die Myokarddurchblutung und den myokardialen Sauerstoffverbrauch bei Patienten während Narkoseeinleitung mit Dehydrobenzperidol-Fentanyl oder Ketamine. Z. Kreisl.-Forsch. (im Druck).

66. Spieckermann, P. G., Bretschneider, H. J.: Vereinfachte quantitative Auswertung von Indikatorverdünnungskurven. Arch. Kreisl.-Forsch. **55**, 211 (1968).

67. — Braun, U., Hellberg, K., Kettler, D., Lohr, B., Nordeck, E., Bretschneider, H. J.: Überlebens- und Wiederbelebungszeit des Herzens während verschiedener Narkosen: Stoffwechsel der energiereichen Phosphate im normothermen ischämischen Myokard. III. Congressus Anaesthesiologicus Europaeus 31. Aug.–4. Sept. 1970 Prag (im Druck).

68. — Überlebens- und Wiederbelebungszeit des Herzens. Habilitationsschrift, Göttingen 1970.

69. Starling, E. H., Visscher, M. B.: The regulation of the energy output of the heart. J. Physiol. **52**, 243 (1927).

70. Tarhan, S., Moffitt, E. A., Taylor, W. F., Giuliani, E. R.: Myocardial infarction after general anesthesia. J. Amer. med. Ass. **220**, 1451 (1972).

71. Theye, R. A.: Calculation of blood O_2-content from optically determined Hb and Hb-O_2. Anesthesiology **33**, 653 (1970).

72. Traber, D. L., Wilson, R. D., Priano, L. L.: Blockade of the hypertensive response to ketamine. Anesth. Analg. Curr. Res. **49**, 420 (1970).

73. Walker, J. A., Eggers, G. W. N., Allen, C. R.: Cardiovascular effects of methoxyflurane anesthesia in man. Anesthesiology **23**, 639 (1962).

74. Whitwam, J. G., Russell, W. J.: The acute cardiovascular changes and adrenergic blockade by droperidol in man. Brit. J. Anesth. **43**, 581 (1971)

75. YELNOSKY, J., KATZ, R., DIETRICH, E. V.: A study of some of the pharmacologic actions of droperidol. Toxicol. appl. Pharmacol. **6**, 37 (1964).
76. ZÖLLER, S.: Klinische Erfahrungen mit einem neuen Narkoseverfahren: Kombination von Piritramid, kontrollierter Beatmung mit N_2O–O_2 und Muskelrelaxation. Inauguraldissertation, Göttingen 1972.

Anaesthesiology and Resuscitation · Anaesthesiologie und Wiederbelebung
Anesthésiologie et Réanimation

Erschienene Bände:

1 Resuscitation Controversial Aspects. Chairman and Editor: Peter Safar

2 Hypnosis in Anaesthesiology. Chairman and Editor: Jean Lassner

3 Schock und Plasmaexpander. Herausgegeben von K. Horatz und R. Frey. Vergriffen.

4 Die intravenöse Kurznarkose mit dem neuen Phenoxyessigsäurederivat Propanidid (Epontol©). Herausgegeben von K. Horatz, R. Frey und M. Zindler

5 Infusionsprobleme in der Chirurgie. Unter dem Vorsitz von M. Allgöwer. Leiter und Herausgeber: U. F. Gruber

6 Parenterale Ernährung. Herausgegeben von K. Lang, R. Frey und M. Halmágyi

7 Grundlagen und Ergebnisse der Venendruckmessung zur Prüfung des zirkulierenden Blutvolumens. Von V. Feurstein

8 Third World Congress of Anaesthesiology

9 Die Neuroleptanalgesie. Herausgegeben von W. F. Henschel

10 Auswirkungen der Atemtechnik auf den Kreislauf. Von R. Schorer

11 Der Elektrolytstoffwechsel von Hirngewebe und seine Beeinflussung durch Narkotica. Von W. Klaus

12 Sauerstoffversorgung und Säure-Basenhaushalt in tiefer Hypothermie. Von P. Lundsgaard-Hansen

13 Infusionstherapie. Herausgegeben von K. Lang, R. Frey und M. Halmágyi

14 Die Technik der Lokalanaesthesie. Von H. Nolte

15 Anaesthesie und Notfallmedizin. Herausgegeben von K. Hutschenreuter

16 Anaesthesiologische Probleme der HNO-Heilkunde und Kieferchirurgie. Herausgegeben von K. Horatz und H. Kreuscher

17 Probleme der Intensivbehandlung. Herausgegeben von K. Horatz und R. Frey

18 Fortschritte der Neuroleptanalgesie. Herausgegeben von M. Gemperle

19 Örtliche Betäubung: Plexus brachialis. Von Sir Robert R. Macintosh und W. W. Mushin

20 Anaesthesie in der Gefäß- und Herzchirurgie. Herausgegeben von O. H. Just und M. Zindler

21 Die Hirndurchblutung unter Neuroleptanaesthesie. Von H. Kreuscher

22 Ateminsuffizienz. Von H. L'Allemand

23 Die Geschichte der chirurgischen Anaesthesie. Von Thomas E. Keys

24 Ventilation und Atemmechanik bei Säuglingen und Kleinkindern unter Narkosebedingungen. Von J. Wawersik

25 Morphinartige Analgetica und ihre Antagonisten. Von Francis F. Foldes, Mark Swerdlow, and Ephraim S. Siker

26 Örtliche Betäubung: Kopf und Hals. Von Sir Robert R. Macintosh und M. Ostlere

27 Langzeitbeatmung. Von Ch. Lehmann

28 Die Wiederbelebung der Atmung. Von H. Nolte

29 Kontrolle der Ventilation in der Neugeborenen- und Säuglingsanaesthesie. Von U. Henneberg

30 Hypoxie. Herausgegeben von R. Frey, K. Lang, M. Halmágyi und G. Thews

31 Kohlenhydrate in der dringlichen Infusionstherapie. Herausgegeben von K. Lang, R. Frey und M. Halmágyi

32 Örtliche Betäubung: Abdominal-Chirurgie. Von Sir Robert R. Macintosh und R. Bryce-Smith

33 Planung, Organisation und Einrichtung von Intensivbehandlungseinheiten am Krankenhaus. Herausgegeben von H. W. Opderbecke

34 Venendruckmessung. Herausgegeben von M. Allgöwer, R. Frey und M. Halmágyi

35 Die Störungen des Säure-Basen-Haushaltes. Herausgegeben von V. Feurstein

36 Anaesthesie und Nierenfunktion. Herausgegeben von V. Feurstein

37 Anaesthesiologie und Kohlenhydratstoffwechsel. Herausgegeben von V. Feurstein

38 Respiratorbeatmung und Oberflächenspannung in der Lunge. Von H. Benzer

39 Die nasotracheale Intubation. Von M. Körner

40 Ketamine. Herausgegeben von H. Kreuscher

41 Über das Verhalten von Ventilation, Gasaustausch und Kreislauf bei Patienten mit normalem und gestörtem Gasaustausch unter künstlicher Totraumvergrößerung. Von O. Giebel

42 Der Narkoseapparat. Von P. Schreiber

43 Die Klinik des Wundstarrkrampfes im Lichte neuzeitlicher Behandlungsmethoden. Von K. Eyrich

44 Der primäre Volumenersatz mit Ringerlactat. Von A. O. Tetzlaff. Vergriffen.

45 Vergiftungen: Erkennung, Verhütung und Behandlung. Herausgegeben von R. Frey, M. Halmágyi, K. Lang und P. Oettel

46 Veränderungen des Wasser- und Elektrolythaushaltes durch Osmotherapeutika. Von M. Halmágyi

47 Anaesthesie in extremen Altersklassen. Herausgegeben von K. Hutschenreuter, K. Bihler und P. Fritsche

48 Intensivtherapie bei Kreislaufversagen. Herausgegeben von S. Effert und K. Wiemers

49 Intensivtherapie beim akuten Nierenversagen. Herausgegeben von E. Buchborn und O. Heidenreich

50 Intensivtherapie beim septischen Schock. Herausgegeben von F. W. Ahnefeld und M. Halmágyi

51 Prämedikationseffekte auf Bronchialwiderstand und Atmung. Von L. Stöcker

52 Die Bedeutung der adrenergen Blockade für den haemorrhagischen Schock. Von G. Zierott

53 Nomogramme zum Säure-Basen-Status des Blutes und zum Atemgastransport. Herausgegeben von G. Thews

54 Der Vena Cava-Katheter. Von C. Burri und D. Gasser

55 Intensivbehandlung und ihre Grenzen. Herausgegeben von K. Hutschenreuter und K. Wiemers

56 Anaesthesie bei Eingriffen an endokrinen Organen und bei Herzrhythmusstörungen. Herausgegeben von K. Hutschenreuter und M. Zindler

57 Das Ultrakurznarkoticum Methohexital. Herausgegeben von Ch. Lehmann

58 Stoffwechsel. Pathophysiologische Grundlagen der Intensivtherapie. Herausgegeben von K. Lang, R. Frey und M. Halmágyi.

59 Anaesthesia Equipment. By P. Schreiber

60 Homoiostase. Wiederherstellung und Aufrechterhaltung. Herausgegeben von F. W. Ahnefeld und M. Halmágyi

61 Essays on Future Trends in Anaesthesia. By A. Boba

62 Respiratorischer Flüssigkeits-Wärmeverlust des Säuglings und Kleinkindes bei künstlicher Beatmung. Von W. Dick

63 Kreislaufwirkungen von nicht depolarisierenden Muskelrelaxantien. Von H. Schaer

64 Sauerstoffüberdruckbehandlung. Probleme und Anwendung. Herausgegeben von I. Podlesch

65 Der Wasser- und Elektrolythaushalt des Kranken. Von H. Baur

67 Energiebedarf und Sauerstoffversorgung des Herzens in Narkose. Von D. Kettler

70 Die Sekretion des Nebennierenmarks unter dem Einfluß von Narkotica und Muskelrelaxantien. Von M. Göthert.

In Vorbereitung:

66 Überlebens- und Wiederbelebungszeit des Herzens. Von P. G. Spieckermann

68 Anaesthesie mit Gamma-Hydroxibuttersäure. Herausgegeben von W. Bushart und P. Rittmeyer

69 Ketamin. Neue Ergebnisse in Forschung und Klinik. Herausgegeben von M. Gemperle, H. Kreuscher und D. Langrehr

71 Anaesthesie und Wiederbelebung bei Säuglingen und Kleinkindern. Herausgegeben von F. W. Ahnefeld und M. Halmágyi

72 Therapie lebensbedrohlicher Zustände bei Säuglingen und Kleinkindern. Herausgegeben von R. Frey, M. Halmágyi und K. Lang

73 Schmerzklinik. Herausgegeben von R. Frey, M. Halmágyi und H. Nolte